Martin Burri

Mein Haar ~ mein echtes Ich

Haare lesen und verstehen

SHEEMA

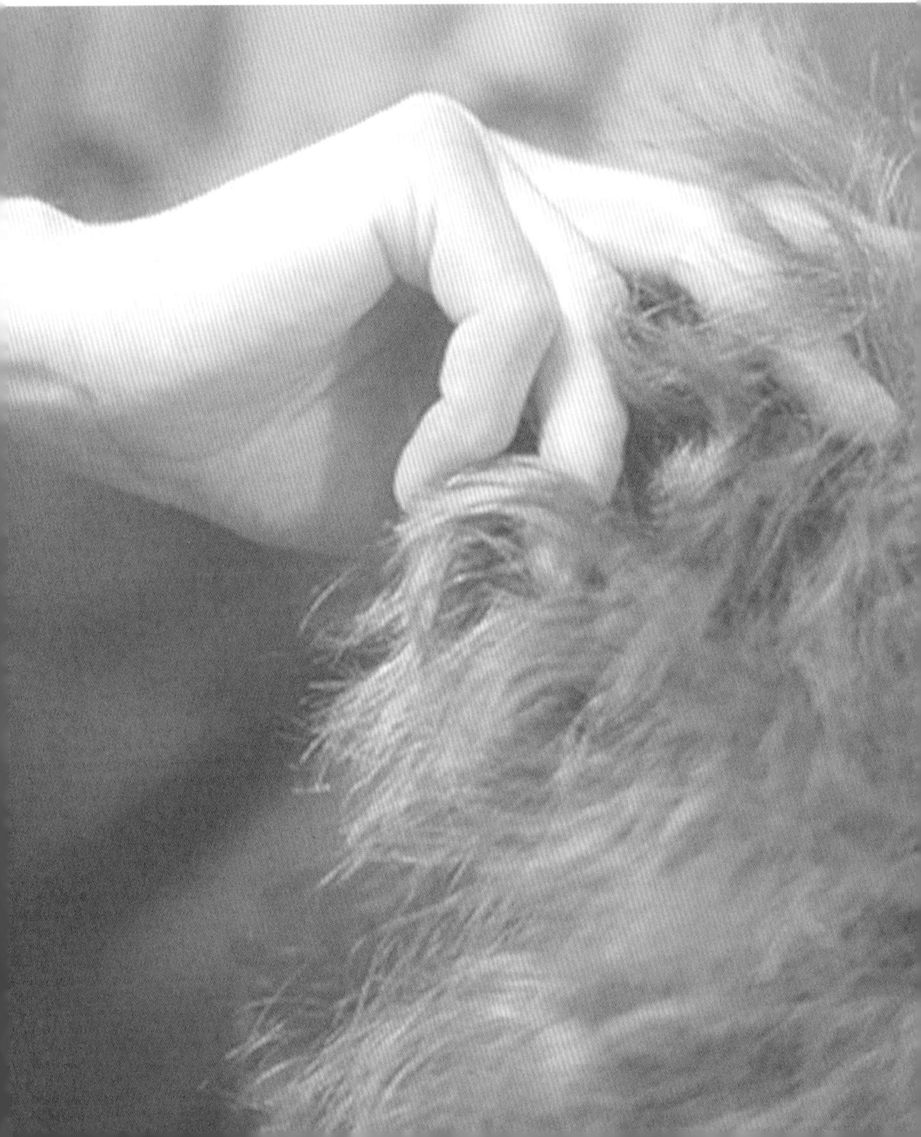

Martin Burri

Mein Haar ~ mein echtes Ich

Haare lesen und verstehen

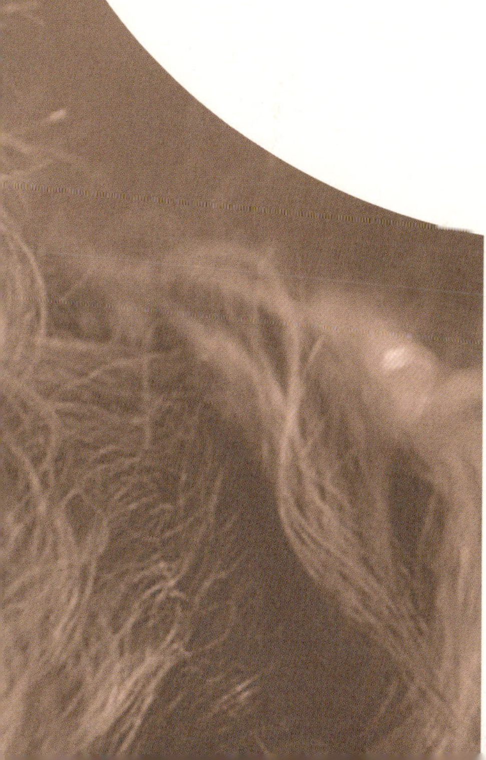

Bibliografische Information der Deutschen Bibliothek
Die Deutsche Bibliothek verzeichnet diese Publikation in der Deutschen Nationalbibliothek; detaillierte Daten sind im Internet über http://dnb.ddb.de abrufbar.

1. Auflage 2015
Originalausgabe

Inh.: Cornelia Linder, Hirnsbergerstr. 52, D - 83093 Antwort
Tel.: +49 (0) 8053 – 7992952, Fax: +49 (0) 8053 – 7992953
http://www.sheema-verlag.de

ISBN 978-3-931560-41-6

Coverabbildung und alle Bilder im Innenteil: © Archiv Martin Burri
Umschlaggestaltung: Sheema Medien Verlag, Schmucker-digital
Gesamtkonzeption: Sheema Medien Verlag, Cornelia Linder
Druck und Bindung: FINIDR, s.r.o., Český Těšín

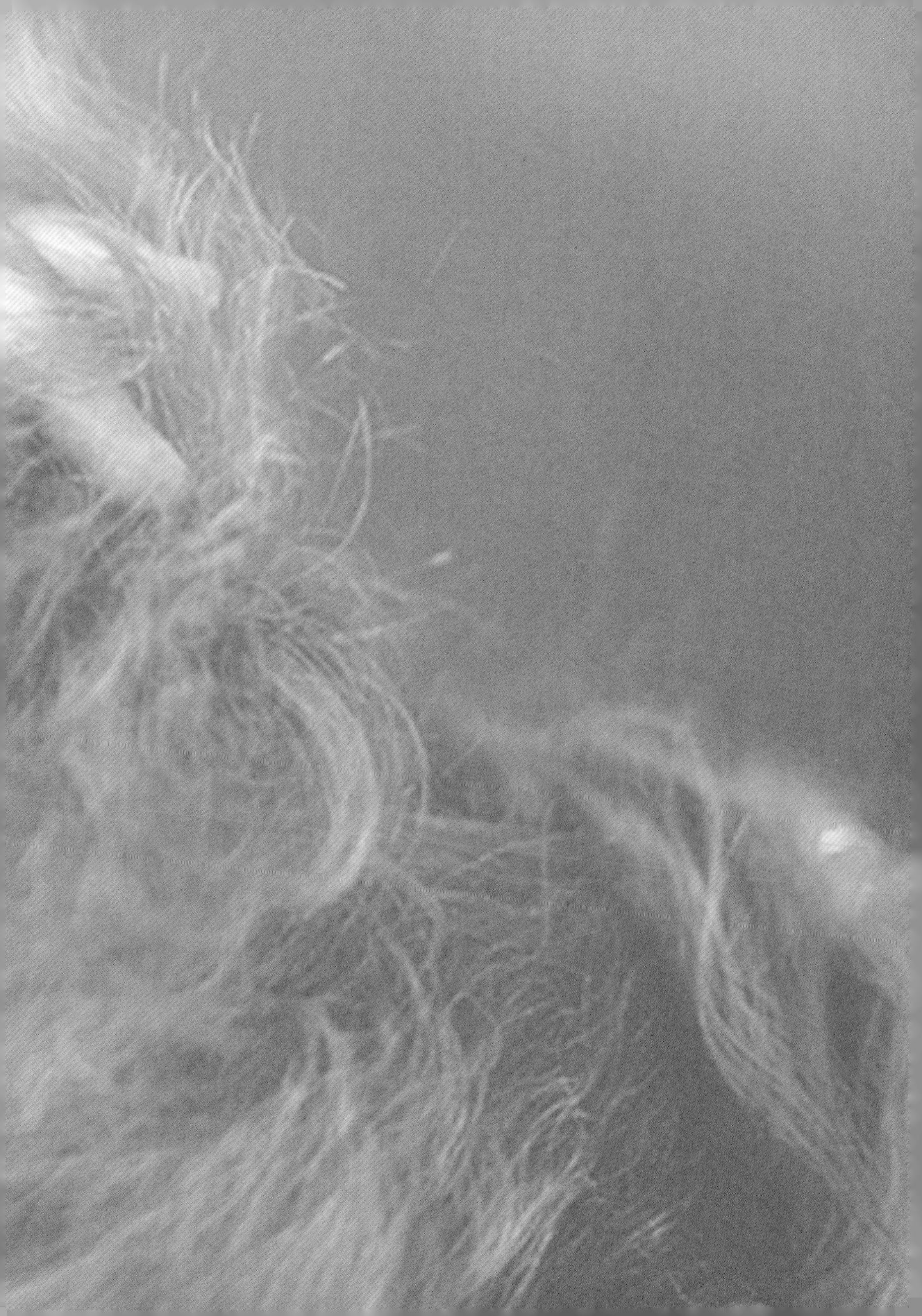

Inhalt

Anmerkung:
90 Prozent meiner Kunden sind weiblich, deshalb habe ich sehr oft das Wort „Kundin“ benutzt – natürlich trifft der Inhalt des gesamten Buches genauso auch auf Männer zu.

Danke

Es gab viele Menschen, die mich bei der Entstehung des Buches begleitet und unterstützt haben – Kunden, Freunde, Lehrmeister … Dieses Werk ist ein Zusammenspiel von vielem und vielen.

Danke!

Insbesondere danke ich meiner Frau Monika, die mir den Rücken immer frei gehalten und gleichermaßen gestärkt hat.
Meinen Töchtern, die dem Projekt „Abkehr vom konventionellen Friseur" anfangs zwar etwas skeptisch gegenüberstanden, die mich dann aber „gepusht" haben, sodass ich diesen Weg entschlossen gehen konnte.
Kurt Kuchler, meinem besonderen Freund – so verschieden wir auch sind, ergänzen wir uns großartig: Durch ihn kann ich manchmal „stur" und immer inspiriert gehen und weiß, er begleitet mich wohlwollend.
Meiner Verlegerin Cornelia Linder, die mir zur Seite stand, um die richtigen Formulierungen zu finden.
Silke Hohmuth, die uns zusammenführte.
Und von Herzen meinen „Helfern", die mir immer den Weg gezeigt haben, dem ich vertrauensvoll folge.

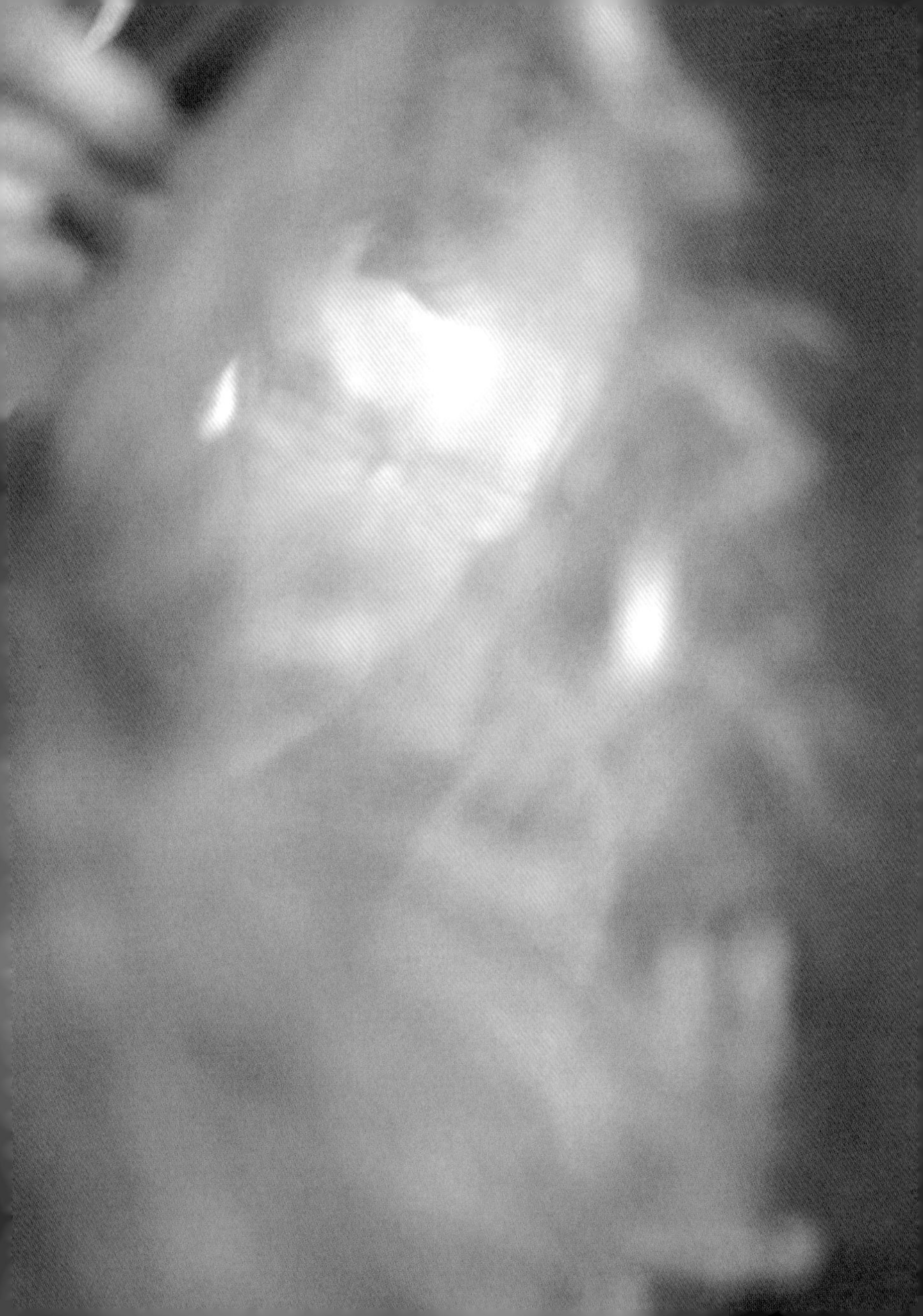

Vorwort

Als guter Freund von Martin bin ich seit Langem fasziniert und überzeugt von seinem Umgang mit Haaren:

Für mich ist er eine Lichtgestalt im Kreis der Friseure.

Dieses vorliegende Manuskript ist wie eine kostbare Perle, die es im Bereich Haare und Bewusstsein zu entdecken gilt.

Viel Freude beim Entdecken!

Kurt Kuchler
Haare und Bewusstheit
München
2014

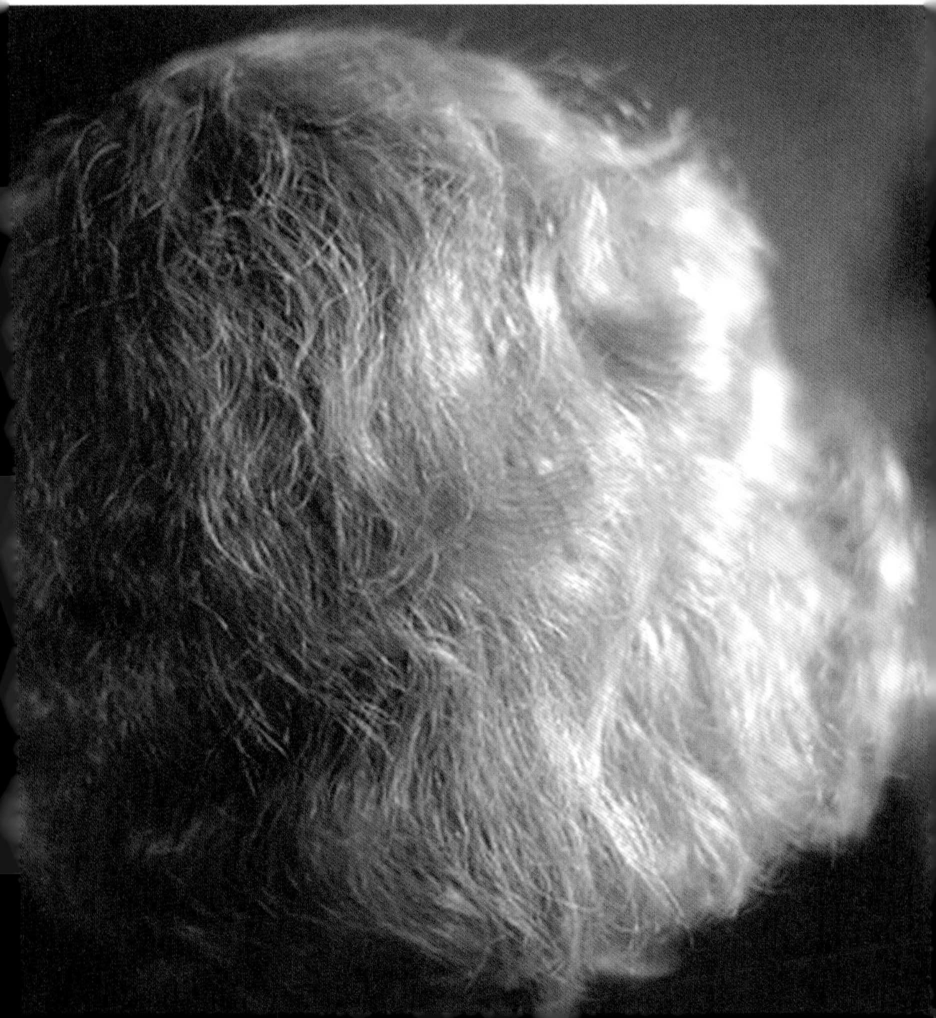

Einstimmung

Haare – für viele Menschen ein sehr sensibles Thema und bisweilen sogar traumatisch besetzt.
Oft gefällt uns nicht, was da auf unserem Kopf wächst.

Meist sind unsere Haare „zu" …
… zu lang, zu kurz, zu glatt, zu wellig, zu dünn, zu störrisch, zu trocken, zu dick, zu grau, zu fettig, zu fisselig, zu wenig … mit ihnen zu-frieden sind wir selten.
Und so wünscht sich eine Vielzahl von Menschen andere Haare – und sie gehen zum Friseur.
Kennen Sie das? Es ist ein ganz normaler Tag, man steht morgens auf, geht ins Bad, blickt in den Spiegel und denkt entsetzt: „Oh mein Gott, ich seh entsetzlich aus – ich muss dringend zum Friseur!" Und dann kann es nicht schnell genug gehen

Sitzt man endlich auf dem Friseurstuhl, sollte man eigentlich entspannt sein – und doch, selbst wenn man im besten Salon der Stadt ist, fühlt man sich ein wenig „ausgeliefert".
„Wie sollen wir die Haare heute denn schneiden?" „Wir"??? Wir – das klingt „eigentlich" gut. Doch um darüber nachzudenken und tatsächlich auf ein „Wir" zu hoffen, bleibt keine Zeit, denn schon wird an den Haaren gezupft und rumprobiert. Ja klar, meist hat man ein genaues Bild von dem, wie man

danach aussehen möchte: so ähnlich wie das Hochglanzfoto in der letzten Modezeitung von der tollen Frau am Strand … oder wie die Businesslady, die mit Laptop und Kostüm ganz chic auf ihren Flug wartet, … oder so wie Brad Pitt … Aber geht es dabei wirklich um die Frisur, die uns gefällt, oder ist es eher das Gefühl, die Gesamterscheinung, die durch das Foto ausgedrückt wird? Egal, auch darüber kann man jetzt nicht nachdenken, denn die Person, die die Frage gestellt hat, nickt zwar verständnisvoll, erklärt dann aber kurz und bestimmt, welche Frisur sie empfehlen würde – man nickt, ja, stimmt schon, meine Haare sind einfach nicht voluminös genug und deshalb muss man sie hinten anstufen und vorne stumpf schneiden. Oder so ähnlich. Innerlich hat man das Gefühl, nicht wirklich verstanden worden zu sein, und ergibt sich in sein Schicksal. Lässt bei Small Talk und einer Tasse Kaffee (wahlweise Tee oder Wasser) das Ganze über sich ergehen. Lächelt, auch wenn beim Föhnen die Kopfhaut mit der Bürste malträtiert wird. Lässt sich mit Chemie besprühen und sagt am Ende: „Super, sieht gut aus." Zahlt, geht nach Hause und wäscht sich erst einmal den Kopf.

So oder ähnlich spielen sich leider immer noch oft die Szenarien in unseren Frisiersalons ab. Doch langsam findet parallel zum globalen Wandel auch im Friseurwesen ein Umbruch statt: weg von den aggressiven chemischen Substanzen hin zu natürlichen Pflegemitteln. Und auch was die Frisuren betrifft geht der Trend mehr und mehr weg von modischen Kurzzeitmodellen hin zur harmonischen Frisur, die vollkommen zur Kopfform, zu den Haaren und vor allem zum eigenen Typ passt – und damit meine ich zum Wesen der Kunden.

Martin Burri ist einer dieser neuen Friseure und er geht seinen Weg schon sehr lange. Seit Jahren gibt er sein Wissen an Kollegen, Therapeuten und interessierte Kunden weiter und findet selbst immer größeren Zugang zu dem, was er „Haarelesen" nennt.

Im Frühjahr 2013 treffe ich mich mit ihm zum ersten Mal in München, als er bei seinem Freund und Kollegen Kurt Kuchler zu Gast ist. Ich weiß, er möchte ein Buch veröffentlichen, und bin sehr gespannt auf unsere Begegnung – obgleich, ganz wohl fühle ich mich nicht in meiner Haut, denn: Ich müsste mal wieder dringend zum Friseur! Es wird ein spannender Nachmittag, bei dem wir uns behutsam kennenlernen, um dann intensiver in die Thematik „Haare" einzutauchen.
Während wir sprechen, geschieht etwas wirklich Bemerkenswertes – ohne dass sie Thema sind, beginne ich meine Haare zu spüren. Es ist, als ob sie sich bewegen würden, ein sanftes Kribbeln meiner Kopfhaut, so, als ob sie belebt würde.
Irgendwann fragt Kurt Kuchler: „Siehst du es auch?" Und Martin Burri nickt schmunzelnd.
Ja, und dann sind sie doch Thema: meine Haare. Etwas später

im Salon von Kurt Kuchler bekomme ich meine erste Haar-Sitzung (über die Sie im Anhang auf Seite 169 lesen können) und bin begeistert. So begeistert, dass daraus dieses Buch entstanden ist.

Anhand seiner eigenen Lebensgeschichte erzählt uns Martin Burri, wie er dazu gekommen ist, seine Karriere als sehr erfolgreicher und bekannter Schweizer Coiffeur aufzugeben und einen eigenen Weg einzuschlagen; einen Weg, der es ihm erlaubt, sein „Gschpüri" zum Wohle seiner Kunden einzusetzen und mehr und mehr zu vertiefen. Martin Burri berührt die Menschen außen und in ihrem Inneren – das ist etwas ganz Besonderes. Kurt Kuchler sagt: „Die Kunden sind oft wochenlang betört von Martin, weil in der Begegnung etwas Tiefes berührt worden ist – das macht einen Unterschied im Leben." Und weiter: „Was Martin außergewöhnlich macht, da, wo es in die Haarbetrachtung geht, ist der Kunde nicht mehr Kunde. Da verändert sich etwas. Da gibt es einen Moment, in dem es kippt, dann wird es wie eine intime Partnerschaft: Es sind zwei Wesen zusammen, miteinander – es ist kein Kunde mehr, sondern ein Mensch."

Martin Burris Herangehensweise, das Haarelesen, ist liebevoll und großzügig, sehr individuell, nicht festgelegt und ohne irgendein Schema. Seine Botschaft ist einfach: Der Ansatzpunkt, um in die Tiefe zu gehen, ist das Haar und wie wir damit umgehen. Es ist Ausdruck unseres Selbst. Als Leser erfahren wir Wesentliches zum Thema Haar, können Parallelen ziehen zu unserer eigenen Geschichte mit Friseurbesuchen und lernen, was wir selbst bewirken können, wenn wir unser Haar verstehen lernen. So bekommen wir die Möglichkeit, unsere Haare einmal anders zu betrachten – zu erspüren, anstatt visuell zu kontrollieren – um eine Beziehung dazu aufzubauen, wie zu anderen Organen unseres Körpers auch. Eine Beziehung über die Haare zu uns selbst. So ist dieses Buch für uns Kunden eine schöne Anregung zur Selbsterkenntnis und für Friseure ein inspirierender Erfahrungsbericht.

Martin Burris Weg vom Starcoiffeur zum „Haareflüsterer" ist nicht immer einfach, doch er geht ihn beharrlich und konsequent weiter – er weiß, dass er damit seine Berufung erfüllt. Auch wenn er nie Friseur werden wollte.

Doch lesen Sie selbst.

Ihre Cornelia Linder

Alles andere, nur nicht Friseur

In einem dreistöckigen Mehrfamilienhaus in Bümpliz bei Bern sitzen wir am Mittagstisch. Am Kopf des Tisches mein Vater, Berufsschullehrer für Coiffeure an der Gewerbeschule in Bern. Seine Hautallergie, hervorgerufen durch den Kontakt mit Haarkosmetikprodukten, Farben, Dauerwellwasser und deren Dämpfen, zwangen ihn dazu, den Friseurberuf aufzugeben und sich als Fachlehrer umschulen zu lassen, was er dann auch mit Leib und Seele lebte. Meine Mutter, die rechts von mir am Tisch saß, musste den Coiffeursalon im Erdgeschoss danach alleine weiterführen. Sie war sehr kreativ und künstlerisch begabt. Hochsteckfrisuren waren ihre Spezialität. Links von mir saß Großvater, der einfach da war. Unser Hund Flöku ging regelmäßig vormittags und nachmittags mit ihm spazieren.

Piep, Piep, Piep! Exakt um 12:30 Uhr war Ruhe! Denn da kamen die Nachrichten von Radio Beromünster aus einem kleinen Kofferradio, das seinen Platz rechts neben meinem Vater hatte. Das Gerät hatte keine Ecken, war rundlich und mit hellblauer Schlangenlederimitation bezogen. Chromleisten gaben ihm ein wertvolles Aussehen. In dieser Zeit wagte niemand ein Wort zu sagen. Das Schweigen war heiliger als in der Kirche, in die wir nur bei Hochzeiten und Beerdigungen gingen.

Regelmäßig nach der Wettervorhersage klingelte die Türglocke – ich war in diesem Moment schon startbereit, denn vor der Tür stand bestimmt eine Kundin, die zwar den ganzen Tag Zeit genug gehabt hätte, um sich telefonisch einen Termin geben zu lassen, aber nein, es musste jetzt während der Mittagspause geschehen. So war ihr die ganze Aufmerksamkeit sicher. Sofort sprintete ich los, denn ich wusste: Genau jetzt musste das Bestellbuch her. Dieses befand sich natürlich im Erdgeschoss, im Geschäft, neben der grünen Mathys Registrierkasse, die mit dem Hebel auf der Seite, um den Drucker und den Öffnungsmechanismus in Gang zu setzen. Aufgrund der Chromstreifen hatte sie eine gewisse Ähnlichkeit mit einem Amischlitten der 60er-Jahre. Mit dem Bestellbuch unterm Arm hastete ich sofort wieder hinauf in den zweiten Stock, denn dort wartete die Kundin und hatte unterdessen eine nicht endende Unterhaltung über ihre Familie und ihre Gesundheit gestartet. Als sie endlich wieder draußen war, hatten wir noch knapp zehn Minuten Mittagspause, die wir mit dem Abwasch verbrachten. Das einzig Gute an dieser Art und Weise die Mittagspause zu verbringen, war: Ich hatte keine Möglichkeit, meine schlechte Note im Diktat zu verkünden.

Für ein kleines Taschengeld durfte ich auch im Geschäft mithelfen. Meine Aufgabe war es, die klebrigen Haarfestiger-Portionsfläschchen wieder aufzufüllen. Das erledigte ich im Labor, wo es immer streng nach diesen Chemikalien roch, sodass nach längerem Einatmen derselben eine Pause an der frischen Luft angesagt war. Um diese nutzvoll zu verbringen, konnte „man" (das heißt, ich) ja gleich den Vorplatz oder die Zugangstreppe wischen.

Unser Geschäft hatte vier mit Vorhängen und Seitenwänden voneinander abgeteilte Kabinen. Denn Frau Sowieso durfte ja nicht wissen, dass ihre Nachbarin mit 70 Lenzen nicht mehr von Natur aus so sattes, dunkelbraunes Haar hatte. In der hintersten Kabine roch es immer nach muffeligem Haar, denn dort mussten die Angestellten und Lehrlinge Haarteile knüpfen, wenn sonst nichts anderes zu tun war. Mit meinem heutigen Wissen, eine nicht zumutbare Arbeit. Damals jedoch war das normal.

Derartige Erfahrungen prägten mein Bild vom Coiffeurberuf. Und darum war für mich schnell klar: Alles andere, bloß nicht Friseur.

Aber was dann anderes?

Ich versuchte mein Glück bei einer Firma für Lüftungskanäle. Da hieß es Bleche zuschneiden und biegen – eine relativ grobe, handwerkliche Arbeit. Ein menschlicher und immer freundlicher Vorarbeiter führte mich in die Kunst des Punktschweißens ein und erreichte beim Chef, dass ich fast doppelt so viel Gehalt bekam wie andere. So konnte ich mir früher als gedacht mein erstes Rennrad leisten. Doch ich erkannte bald: Diese Arbeit war auch nicht das Gelbe vom Ei, denn ich konnte mein „Gschpüri" nicht einsetzen.

Deshalb wechselte ich in eine feinmechanische Firma, die es mir angetan hatte. Dort wurden vor allem sogenannte „Handzähler" produziert. Diese waren klein, passten in eine Faust und wurden bei den verschiedensten Anlässen zum Abzählen von Personen benutzt. Die kleinen Zahnräder und Zahlenzylinder imponierten mir. Vor allem das Gehäuse: Es war mit grünem Hammerschlag gespritzt. Nach einer kurzen Schnupperzeit bewarb ich mich für eine Lehrstelle als Feinmechaniker und hatte eine Woche später in Anwesenheit meiner Eltern den Vertrag unterschrieben. Die Frau des Chefs, die eine begeisterte Kundin war, hatte da wohl etwas nachgeholfen.

Nun gut, meine nähere Zukunft war scheinbar geregelt und klar. Aber dann, kur vor Lehrbeginn, hatte ich wie ein Blitz aus heiterem Himmel die Eingebung, doch Friseur lernen zu wollen. Woher dieser Sinneswandel so plötzlich kam, konnte ich beim besten Willen nicht erklären. Nach langem Hin und Her akzeptierten meine Eltern diesen Wunsch, da es meine wirkliche Überzeugung war, den vorher so abgelehnten Beruf zu erlernen. Eine ihrer Bedingungen war allerdings, dass ich ganz alleine zu meinen Chef „in spe" gehen musste, um ihm meine Entscheidung zu erklären. Das war für mich so schwierig wie der Gang zum Scharfrichter. Da stand ich also, wie ein Häufchen Elend, vor dem riesigen Mahagonischreibtisch. Der Chef saß gleich einem echten Patron in seinem, wie ein Thron anmutenden Sessel und wartete geduldig, bis ich mit leiser Stimme, ganz zaghaft, mein Anliegen, den Lehrvertrag zu annullieren, vorbringen konnte. Langes, fast unerträgliches Schweigen. Er musterte mich eindringlich. Die Frage, vor der ich so große Angst hatte, weil ich sie nicht hätte beantworten können, blieb jedoch aus. Nur diese Stille und das bedrohlich wirkende Ölgemälde hinter dem Chef waren da. Endlos scheinende Momente verstrichen, bis er einen Zug aus seiner

Zigarre nahm und den Rauch genüsslich gegen die Zimmerdecke aushauchte. Er beugte sich über seinen riesengroßen Schreibtisch zu mir nach vorne, schaute mich immer noch durchdringend an, ergriff den grünen Lehrvertrag und zerriss ihn vor meinen Augen. Mit der Stimme eines Kaisers sagte er, während er in seinen Thron zurücksank: „Du musst aber der Beste werden!!“

Überrascht von dieser unerwarteten Wendung und vor allem über den einen Satz „Du musst aber der Beste werden!“ verließ ich kleinlaut, aber glücklich mit einem „Danke vielmals!“ seinen „Tempel“.

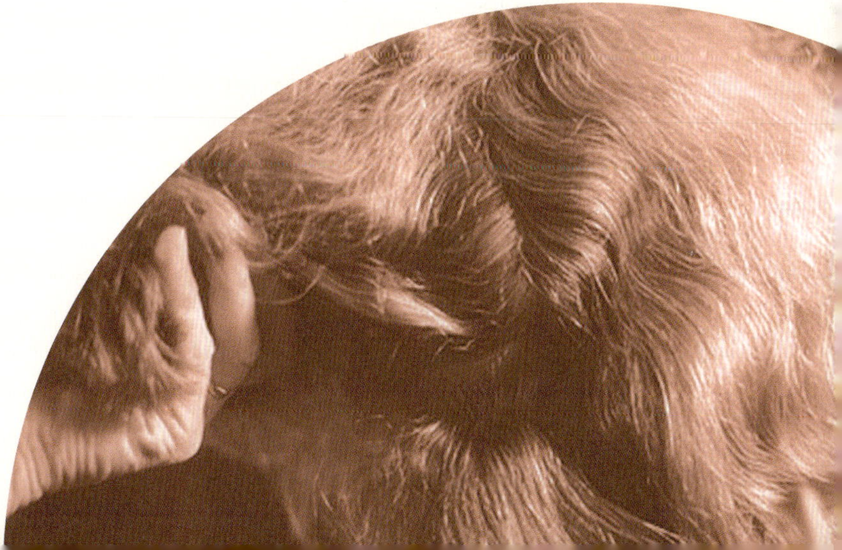

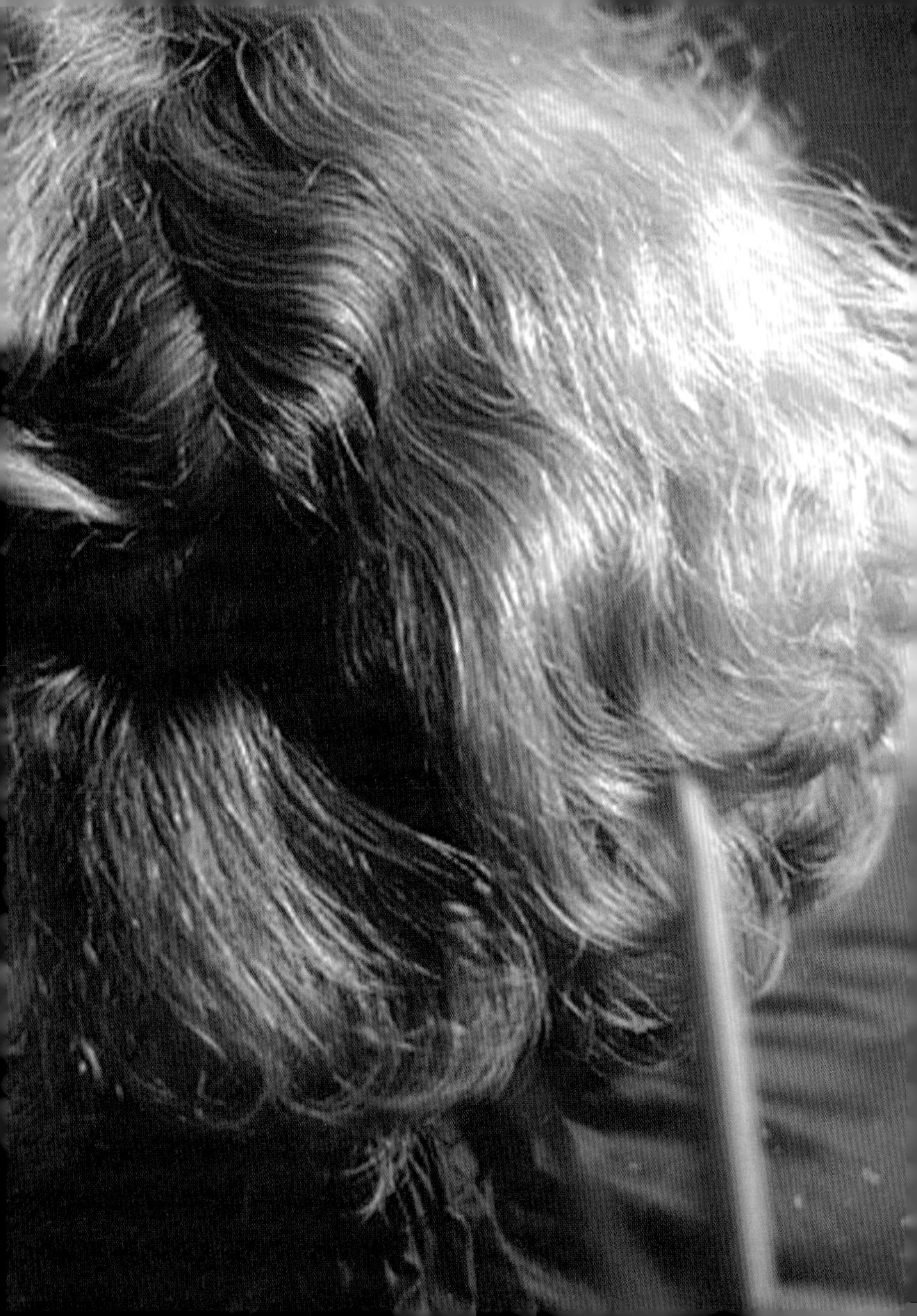

Jetzt erst recht – mein Leben als erfolgreicher Coiffeur

Da die Zeit, um im gleichen Jahr eine Lehrstelle zu finden, trotz der Beziehungen meiner Eltern zu kurz war, begann ich nun im Alter von 16 Jahren meine Lehre im Geschäft meiner Mutter, im Erdgeschoss unseres Wohnhauses. Mein Berufsschullehrer war natürlich mein Vater und so war es selbstverständlich „allen" klar, dass ich überall, in der praktischen Arbeit wie auch in der Berufschule, immer Bestnoten erreichen musste. Und ich wollte das auch, denn mein „Beinahe-Chef" hatte meinen Ehrgeiz geweckt und ich musste ja der Beste werden und sein.

Das Üben machte nicht immer Spaß, oft war ich ungeduldig und zornig auf mich, weil nicht immer alles beim ersten Mal glückte. Aber damals wie heute gilt der Spruch: „Nur die Übung macht den Meister." Ich gab alles und so erreichte ich bei den Zwischenprüfungen und dem Lehrlingsfrisieren im Kursaal Bern die Note „Ausgezeichnet". Zur Abschlussprüfung gab es einen Holzteller für die Besten. Dieser Teller zierte lange Zeit, obschon er grauenhaft aussah, meine Zimmerwand. Fazit dieser Lehrjahre: Ich hatte es also tatsächlich mit Bestnoten geschafft und konnte die Erwartungen der mir wichtigen Personen und auch mir selbst gegenüber erfüllen.

Danach folgte eine schöne Zeit, in der ich viele Erfahrungen sammeln konnte. Nach erfolgreichen Wanderjahren ins Tessin, nach Braunwald, Grindelwald und Neuenburg bot sich mir die Gelegenheit, nach Guernsey (eine der Kanalinseln) zu gehen, um dort zu arbeiten. Hier genügte es zu sagen: „I am a Swissboy", und schon war man der Star, was ich sehr genoss. Wir, das heißt, Monika und ich, lebten dort einfach unbeschwert in den Tag hinein. Bald danach jedoch begann der Ernst des Lebens: Ich musste die Rekrutenschule absolvieren. Und weil ich endlich beweisen wollte, dass ich ein harter Kerl war, meldete ich mich als Infanteriegrenadier. Auch dort konnte ich meinem Feingespür nicht ausweichen – so beendete ich die Ausbildung bei einem kleinen Trupp von Sprengspezialisten, die Sprengungen ausführten, die nicht zu berechnen waren, sondern nur mit dem Gefühl dosiert werden konnten.

Nachdem Monika und ich geheiratet hatten, übernahmen wir das Geschäft meiner Mutter. Wie für beinahe alle Söhne und Töchter von Friseurbetriebsbesitzern war auch für mich klar, wie die Eltern bekannt oder gar berühmt zu werden und vor allem, ein finanziell gut laufendes Geschäft zu betreiben. Dazu gehörte zuerst einmal die Meisterprüfung, um später Lehrlinge ausbilden zu können und mit wachsendem Erfolg und Bekanntheitsgrad in die verschiedenen Gremien vorzurücken: am Anfang als Prüfungsexperte für Lehrabschlussprüfungen, später dann als Meisterprüfungsexperte. Auch im Coiffeurmeisterverband mauserte man sich Stufe um Stufe nach oben. Das ging am schnellsten, wenn man sich ganz liniengetreu entsprechend den Reglements verhielt. So wie ich. Niemals, oder nur ganz selten, stellte ich etwas in Frage. Von der theoretischen Seite her sowieso nicht, denn mein Vater hatte mich das ja in der Gewerbeschule gelehrt, also musste das stimmen! Und auch in der täglichen Praxis nicht, denn die Haarkosmetikindustrie sagte uns ja dasselbe. Damals kannte ich die Absicht und die finanziellen Zusammenhänge noch nicht …

Hier ein kleines Beispiel, um zu verdeutlichen, was ich meine. In den Lehrbüchern steht: „Das Haar ist tot, es ist ein Anhangsgebilde der Haut.“ Als Beweis für diese Behauptung diente die Tatsache, dass man keine Schmerzen fühlt, wenn man Haare abschneidet. Allein den Gedanken und die Erfahrung auszusprechen, dass das Schneiden nicht unbedingt am Kopf Schmerzen zuführen kann, sondern hauptsächlich in der Seele – damit meine ich die Essenz, das Innerste des Menschen –, wäre in höchstem Maße Ketzerei gewesen. Natürlich wäre ich als Ketzer nicht auf dem Scheiterhaufen verbrannt worden, aber ich wäre in der Gunst der verschiedenen Verbandspräsidenten und Firmenchefs extrem gefallen. Die Finanzierung unseres so geliebten Showfrisierens wäre möglicherweise gefährdet gewesen genauso wie meine persönliche Stellung im Friseurwesen. So war es eine Sache der Ehre, in einer Fachgruppe dabei zu sein – in meinem Fall war das die Coiffeur Artistik Suisse (CAS), in der ich durch viel Willenskraft und Arbeit Präsident der Sektion Bern war. Sinn dieses CAS war es, die neuste Frisurenmode aus Paris nach Bern zu bringen und sie den Friseuren von Bern und Umgebung vorzustellen. Da war jeweils im Frühling und im Herbst eine Frisurenshow geplant. Um diese durchführen zu können, benötigten wir eben die finanzielle Unterstützung der Haarkosmetikindustrie. Als Gegenleistung mussten wir natürlich deren neuste Produkte bis in den Himmel loben, auf der Bühne so viel wie nur möglich versprühen und auf die bedauernswerten Modelköpfe verteilen.

Bei diesen Shows ging es vor allem darum, dem zahlenden Publikum äußere Schönheit zu zeigen. Wir kopierten also die von uns verehrten Stars aus Paris und gaben das möglichst spektakulär weiter. Das heißt: Wir waren nie wir selbst, eigene Kreationen und eigene Schönheitsideale waren nicht gefragt.

Nur das, was „Paris“ sagte, war schön und richtig. Damals wusste ich noch nicht, dass „Paris“ eigentlich die Haarkosmetikindustrie mit all ihren wohlklingenden Namen war (und ist). Die für uns kreativen Köpfe der Pariser Haute Coiffure waren nur Wegbereiter für die Produkte, die neu auf den Markt kommen sollten.

Ein Bespiel: Wenn Firma X im Frühling Dauerwellwasser verkaufen wollte und Firma XY rote Haarfarbe, dann kreierte die Kreativgruppe der Haute Coiffure Francais eine Frisurenlinie mit Locken und roten Haaren. So lief das Geschäft und ich bin überzeugt, dass das noch heute so ist. Vielleicht ist es nicht mehr nur Paris …

Nach vielen Jahren, in denen ich mit Freude und viel Engagement bei diesem Theater mitgemacht hatte, sah ich eines Tages hinter die Kulissen und erkannte das System hinter dieser Scheinwelt der Friseure. Erkannte, wie wir alle manipuliert und zum Konsum dieser Produkte mit zum Teil abscheulichen Inhalten angehalten wurden. Und hier gäbe es noch viel mehr Geschichten zu erzählen …

Zerstörte Illusionen und neue Lehrmeister

Mit all diesen Erkenntnissen brach meine ganze, mit großer Mühe zurechtgebastelte Heile-Friseur-Wunderwelt zusammen. Verstört und extrem verunsichert kehrte ich aus der Scheinwelt „Paris“ in die absolute Provinz nach Bern zurück. Dabei hatte ich es doch erst kürzlich fertiggebracht, mit dem damaligen Star Philippe Vanta per Du zu sein. Meine ganze Illusion der heilen Coiffeurwelt löste sich in nichts auf. Überall waren für mich jetzt Zweifel. Alle von mir immer mit aller Vehemenz verteidigten Reglements kamen plötzlich ins Wanken – und das im Alter von 30 Jahren, als Inhaber eines sehr gut laufenden Geschäfts mit 14 Arbeitsplätzen und fünf Angestellten! Und das, wo ich doch so gut zur „Spitze“ der Friseurhierarchie unterwegs war.

Ich begann mich zu verändern. Wenn ich mich richtig erinnere, veränderte sich zuerst meine Beziehung zur Natur. In dieser

Zeit hatte ich vermehrt das Bedürfnis, mich in der Natur aufzuhalten. Immer intensiver joggte ich und bereitete mich auf meinen ersten Marathon vor, der in Paris stattfinden sollte. In meinen langen Trainingseinheiten fand ich heraus, dass, wenn ich mich ganz auf meinen Körper und mich selbst konzentrierte, ich in einen tranceähnlichen Zustand geriet. Mein Atem und die Körperabläufe wurden eins. Es war nicht mehr ein Rennen, sondern es rannte sich fast von selbst. Dabei fiel es mir viel leichter nachzudenken und ich nahm die Umgebung viel intensiver wahr. Wenn ich so in den Bergen unterwegs war und ich ganz ruhig wurde, war ich eins mit meiner Umgebung. Einige Leute sagten mir damals, das sei Meditation.

Für mich war es wichtig zu erfahren, dass ich in diesen Momenten den Puls der Natur aufnahm und extrem gut beobachten konnte. Das Beobachten von ganz kleinen Details machte mir klar, wie die Natur funktioniert. Die Funktionen sind ganz einfach. Da wurde mir zum ersten Mal ganz klar vor Augen geführt: Wenn etwas funktionieren soll, muss es ganz einfach sein.

Das ist bis heute in meinen Seminaren so geblieben. Wir müssen nicht zaubern können, sondern nur die Zusammenhänge klar sehen und spüren können, dann geht alles wie von selbst!

So wurde die Natur zu meinem neuen Lehrmeister. Sie zeigte mir Möglichkeiten und Grenzen auf. Speziell in meinen längeren Trekkings, in denen ich zwar mit perfekter Ausrüstung unterwegs war, nicht abgelenkt durch viele Menschen und zum Teil mehrere Wochen fern von jeglicher Zivilisation, wurde die Konzentration auf mich selbst, auf meinen Körper so groß, dass ich die Wunder, die da jeden Tag vor unseren Augen geschahen, wirklich auch sah und wahrnehmen konnte.

Natürlich gab es auch „Helfer" oder „Lehrmeister", wie zum Beispiel Pierre, ein korsischer Schafhirte. Er war damals bei unserer ersten Begegnung schon über 80 Jahre alt. Mit seinen Schafen lebte er den Sommer über in einer bescheidenen Steinhütte auf der Bergerie de Tragette. Er hatte eine Brille mit Gläsern so dick wie Flaschenböden, bemerkte aber ganz genau, wenn ein Schaf auf der gegenüberliegenden Talseite lahmte. Von ihm lernte ich das Wahrnehmen, ohne die Augen zu benutzen.

Wenn ich nach den Trekkings wieder zurück im Geschäft bei den immer noch geliebten Haaren meiner Kunden war, stellte ich fest, dass auf dem Kopf die gleichen Prinzipien oder Funktionen galten wie draußen in der Natur. Wenn ich mich in und mit den Haaren ebenso sorgfältig und achtsam bewegte wie in der Natur, wurde ich eins mit ihnen und ich konnte nur staunen, was da alles mit den Haaren und den Kunden passierte. Dies geschah „eigentlich" alles aus dem Bauch heraus, manche Menschen sagen dazu, aus dem Unterbewusstsein heraus oder aus der Intuition. Für mich war es jedenfalls eine höchst spannende Zeit.

Der langsame Wandel

Modezeitschriften und Frisurenbücher verloren für mich nach und nach an Bedeutung und ich driftete immer mehr vom Weg des perfektionistischen Coiffeurs ab. Die von mir so geliebten Showfrisierveranstaltungen verloren ihren Reiz, denn ich fragte mich immer öfter: „Was mache ich hier eigentlich?" Es ging doch nur darum, äußere Schönheit zu produzieren. Und wir machten die hübschen Modelle noch mehr von ihrer äußeren Schönheit abhängig, denn sie bekamen Applaus, wurden verehrt und begehrt. Wenn man bedenkt, dass die sogenannte Schönheit ihr Kapital war. Irgendeinmal kam dann bei allen der große Absturz. Spätestens dann, wenn die ersten Falten sichtbar wurden, brach ihre Welt zusammen, denn sie hatten meistens keine Ahnung von ihrer inneren Schönheit. Aber diese wollte im Publikum niemand sehen, denn alle waren da, um äußere, aufgesetzte Schönheit und das ganze Getue ringsherum zu konsumieren.

Als ich dann versuchte, die innere Schönheit mit der äußeren zu verbinden, also Außen und Innen gleichwertig zu gestalten – oder anders ausgedrückt, das Außen gleich schön wie das Innen – scheiterte ich kläglich, denn niemand von diesen Frisuren-Show-Besuchern wollte das sehen.

Das Nächste, was ich mir klarmachen musste, war: Was bedeutet eigentlich „schön" für mich? Diese relativ einfache Frage erwies sich als wirklich schwer zu beantworten. Zuerst musste ich mich damit auseinandersetzen, warum etwas oder jemand in unserer heutigen Gesellschaft als schön bezeichnet wird. Mir fiel auf, dass das Ideal im Laufe der Zeit immer im Wandel war – siehe die „Idealfrau" zu Rubenszeiten im Vergleich zu Twiggy. Auch in den verschiedenen Kulturen empfindet man „schön" sehr unterschiedlich. Mir fiel auf, dass, wenn ich etwas schön fand, egal, ob Menschen, Landschaften oder irgendein Design, manch andere dies als unschön bezeichneten. Und so zweifelte ich oft an mir und meinem Empfinden.

Meine Veränderungen gingen natürlich auch an unserem Personal nicht spurlos vorüber. Eine Friseurin nach der andern verließ uns, denn sie suchten nicht nach dem natürlichen Umgang mit dem Haar. Dieser Prozess beunruhigte mich jedoch nicht sehr, denn meine Hauptaufgabe im Geschäft bestand in den letzten Jahren vor dem großen Wechsel darin, dass ich dafür zu sorgen hatte, dass alle Angestellten ringsum, das heißt, in ihrer Familie, Beziehung und in ihrem Freundeskreis, zufrieden und glücklich waren. Denn nur so konnten sie der Leistung, die von unseren Kunden mittlerweile gefordert wurde, gerecht werden. Mit diesen Abgängen konnten meine Frau und ich immer mehr unsere Geschäftsumgebung, in der es uns wohl war, gestalten. Und zu guter Letzt hatten wir das ganze Stockwerk für uns alleine: Da waren die Massagepraxis meiner Frau und meine Haarschneidewelt.

Gott sei Dank, dass meine Frau – auch sie hatte den Meistertitel – sich in etwa zur gleichen Zeit wie ich vom konventionellen Friseurberuf abkehrte und sich als Medizinische Masseurin ausbilden ließ. Dadurch, dass sie sich relativ früh mit der chinesischen Energielehre auseinandersetzte, konnte sie wahrscheinlich besser als ich selbst verstehen, was bei meiner Arbeit geschah.

Unser beider Wandel hatte natürlich auch Auswirkungen auf unsere Familie und unseren Freundeskreis. Für unsere zwei Töchter, die damals in der Pubertät waren, war es eine höchst beunruhigende Situation, dass der Vater, auf dessen Erfolg im konventionellen Coiffeurleben sie stolz waren und der ihnen Sicherheit gab, sich so veränderte und dass dann gleichzeitig auch noch die Mutter ihr ganzes Berufsleben umkrempelte. Freunde im privaten Umfeld verstanden uns nicht mehr. Es darf doch nicht sein, dass man ein so schönes und gut laufendes Geschäft einfach so aufgibt. Ganz zu schweigen von den ehrenvollen und prestigeträchtigen Ämtern, die ich kündigte, weil diese Welt für mich einfach nicht mehr stimmte und ich mich immer mehr überwinden musste. Ich schrieb offizielle Rücktrittsschreiben, zum Beispiel für das Amt als Meisterprüfungsexperte, bekam aber bis heute keine Empfangsbestätigung. In der Öffentlichkeit wurde immer mehr das Gerücht verbreitet, der Burri, der spinnt. Einerseits stimmte das ja auch, in ihren Augen. Doch meine eigenen Augen sahen das ganz anders. Ich durfte nach und nach in sehr kleinen Schritten eine ganz andere Haarwelt erfahren und entdecken.

Die Ruhe in unserem Geschäft war mittlerweile so, dass sich die Kunden und ich entspannen konnten. Es war eine Ruhe, um aufeinander einzugehen, ja einander richtig zuzuhören. Dem zu lauschen, was die Kundin wirklich wollte – und das war ganz selten das, was uns die Mode und die dahinterstehende Industrie aufzwingen wollte. Keine Frau möchte eine Frisur, für die sie jeden Morgen eine halbe Stunde vor dem Badezimmerspiegel verbringen und für die sie dazu noch mit Föhn, Glätteisen, verschiedenen Gels und Sprays nahezu akrobatische Leistungen vollbringen muss, sodass sie danach wenigstens ein, zwei Stunden „schön“ aussieht. Nein, das will niemand. Das glaubt nur der Friseur.

Der Sinn dahinter besteht nur darin, dass die Kundin einsieht, dass nur ihr Friseur die angestrebte Schönheit richtig hinbekommt und sie so rasch wie möglich, mindestens alle fünf Wochen, denn so lange darf der Schnitt höchstens halten, zu ihm zurückkehren muss. Das ist die uns in den sogenannten Chefseminaren eingehämmerte Kundenbindung. Doch aus diesem Hamsterrad war ich bereits ausgestiegen.

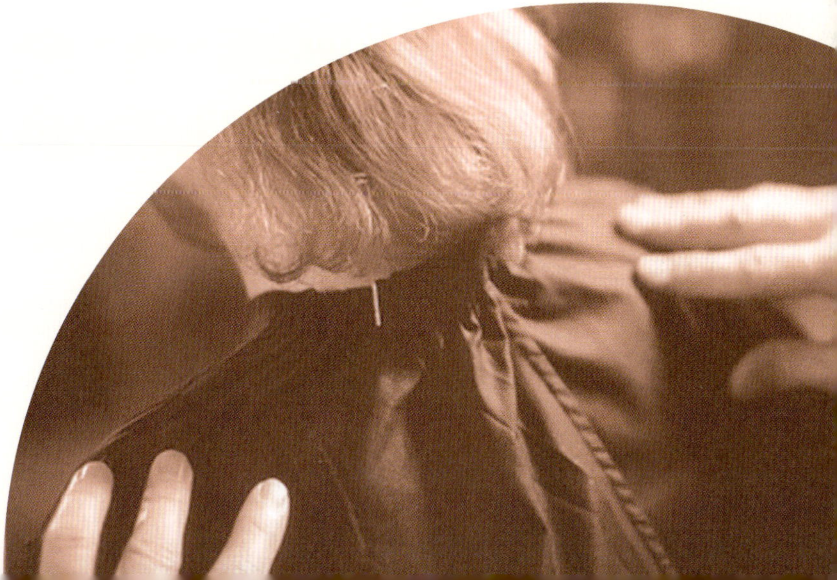

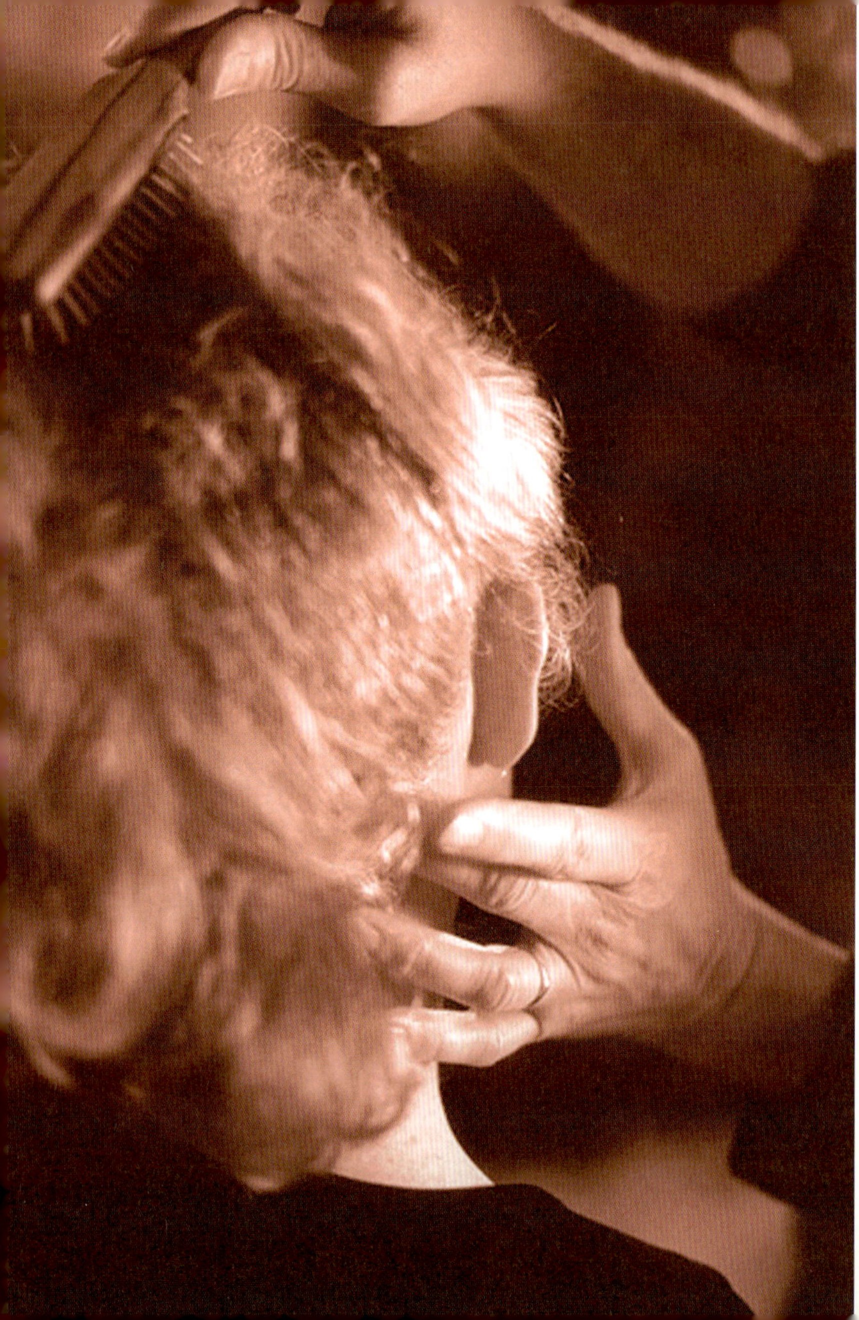

Erste Reaktionen der Kunden

Je mehr ich mich den Haaren und dem Menschen, der sich in meine Hände begab, widmen konnte, desto mehr traten „Reaktionen“ bei meinen Kunden auf. Es konnte sein, dass innerhalb kürzester Zeit sichtbar und fühlbar wurde, dass die Haare viel mehr glänzten und kräftiger wurden (und das ganz ohne Silikon und Festiger). Es konnte aber auch passieren, dass beim Kunden plötzlich Emotionen hoch kamen: Von Tränen über Hassgefühle bis zu Heiterkeit und Lachen war die ganze Palette vorhanden.

All dies war gut und schön, aber ich wusste nicht, warum es so war. Wenn Traurigkeit und Tränen kamen, dachte ich sofort: „Oh, was habe ich da angestellt oder falsch gemacht?“, denn man will ja, dass es für die Kunden immer schön und angenehm ist. Typisch meine Friseurerziehung. So suchte ich als Erstes nach Lektüre, um mir diese Phänomene erklären zu können. Doch da gab es nichts und auch niemanden, der mich wirklich verstand. Niemand weit und breit, mit dem ich Erfahrungen austauschen konnte. Ich fühlte mich wie mitten in der Wüste und machte alleine weiter.

Als Erstes war mir klar, dass ich einen „geschützten Ort" organisieren musste. Dafür bot sich mein Büro an. Also: Schreibtisch und damals noch Schreibmaschine (mit Kugelkopf) raus und nur einen Friseurstuhl und einen Hocker für mich hinein. Der Raum war relativ klein und dreieckig, hatte ein Fenster, das im Sommer mit einer Glyzine umrankt war, also einen Blick ins Grüne ermöglichte. Einen Spiegel wollte ich nicht mehr haben, der lenkt nur ab, verleitet dazu, sich nur von außen zu betrachten, zu kontrollieren und zu konsumieren. Zu meinem Erstaunen waren die Kunden gleicher Meinung. „Endlich muss ich mich nicht immer in diesem Spiegel anschauen" war ein oft gehörtes Statement.

Meistens hatten meine Kunden während des Haareschneidens die Augen geschlossen. Ich denke, das ist ein Zeichen des großen Vertrauens, das wir beide gegenseitig aufbauten. Eine beidseitig liebevolle und achtsame Begegnung war so möglich. Auf diese Weise waren die Konzentration und die Präsenz in und mit ihrem Haar viel größer. Nichts lenkte mehr von sich selber ab. Es brauchte auch keine Modezeitschriften und Frisurenbücher mehr. Durch eine Tür konnte ich diesen Raum vom Rest des Geschäfts abtrennen. Niemand kam herein und unterbrach uns. Am Anfang duldete ich noch ganz leise Meditationsmusik, doch es dauerte nicht lange, da war auch das zu viel.

Dieser neue Ablauf meiner Arbeitsweise erforderte auch eine neue Organisation im Geschäft. Meine Frau erbaute sich ihre Praxis auf der gegenüberliegenden Seite. Im Mittelteil richteten wir einen Wasserfall mit einem großen Teich ein, in dem sich einige Fische sehr wohlfühlten. In einem kleinen Wäldchen aus Birkenstämmen installierten wir unsere Pflanzenfarbecke. Das Telefon klingelte nicht mehr. Die Kunden sprachen auf den Anrufbeantworter und wir riefen zurück. Alle akzeptierten das ohne Probleme. Denn wenn sie dann bei uns waren, genossen auch sie eine ungestörte Atmosphäre. Es war auch immer nur eine Kundin im Geschäft. Je intensiver ich mich mit Kunden und Haaren beschäftigte, desto mehr Zeit benötigte ich pro Kunde. Ich durfte mir 1 ½ Stunden Zeit pro Person nehmen. Da ich meine Preise nach Zeitaufwand berechnete, ergaben sich natürlich höhere Haarschneidepreise als zuvor als konventioneller Friseur, doch das war für die Kunden nie ein Thema. Denn sie bekamen endlich einmal die volle Aufmerksamkeit und ich hatte Zeit, auf ihre Wünsche einzugehen.

Für mich war damals ganz klar, dass alle Gedanken und Probleme des Alltags zum Arbeiten außerhalb des Arbeitsraums bleiben mussten. Dazu erfand ich dann verschiedene Rituale für mich: Ich kam immer mindestens eine halbe Stunde vor Arbeitsbeginn in das Geschäft, fütterte die Fische im Teich und erkundigte mich, wie es ihnen geht. Dann waren die Pflanzen an der Reihe: Ich bewunderte ihre glänzenden Blätter und die prächtigen Blüten. So hatte ich Zeit, anzukommen und mich auf die kommenden Begegnungen mit meinen Kunden vorzubereiten.

Mein Werkzeug vorzubereiten, war für mich auch sehr wichtig. Das war einfach, denn ich brauchte nur noch einen Holzkamm, eine Haarbürste mit Borsten aus Holz und natürlich meine Lieblingsschere, sie war mein ein und alles und für mich mindestens der Rolls-Royce unter den Scheren. Alleine die Suche nach dem geeigneten Werkzeug erforderte sehr viel Zeit und Geduld. Ich merkte, dass ich im Laufe der Zeit immer empfindlicher und wählerischer im Umgang mit meinem Werkzeug wurde. So suchte ich mir auch eine Quelle für Holzkämme, denn das Holz nimmt die Vibrationen viel besser und differenzierter auf als die damals üblichen Hartgummikämme. In Martin Grötsch fand ich einen Kämmemacher mit einem enormen Wissen und einer Handwerkskunst, die selten ist. Er war es, der „meinen" Haarschneidekamm für mich in reiner Handarbeit herstellte.

Bedeutung von Haar in anderen Kulturen und zu anderen Zeiten

Da mich die Auswirkungen meines Haareschneidens stark beschäftigten und ich keine Antworten oder Erklärungen fand, suchte ich in anderen Kulturen nach Anhaltspunkten. Auch eine Geschichte aus meiner Schulzeit fiel mir ein. Unser Pfarrer erzählte uns damals die Geschichte von Samson und Delilah:
Samson war ein unbesiegbarer Krieger mit mächtiger Lockenmähne auf seinem Haupt. Er trotzte allen Angriffen seiner Gegner. Mit keiner noch so schlauen Kriegstaktik konnten sie Samson überwältigen. Da griffen die Philister zu einer List. Sie setzten eine Frau namens Delilah auf Samson an. Diese sollte das Vertrauen von Samson gewinnen und so das Geheimnis seiner Kraft herausfinden. Samson war der ihm entgegengebrachten Verführung nicht abgeneigt und in einer schwachen Stunde erzählte er seiner Geliebten, dass er seine Kraft durch seine Haare beziehen würde. Eines Nachts, als

Samson schlief, scherte Delilah seine Haare ab – mit dem negativen Gedanken, ihn zu schwächen. In dem Moment verlor Samson seine Kraft und wurde besiegt.

Das gab mir zu denken. Und vielleicht kennen Sie das auch, dass Sie nach einem Friseurbesuch traurig oder unglücklich waren und vielleicht sogar geweint haben – dabei hat es der Friseur doch gar nicht böse gemeint. Aber vielleicht war er mit seinen Gedanken noch ganz woanders und nicht bei Ihnen. Und ich selbst? Wie oft hatte ich in meiner Friseurlaufbahn schon mit nicht unbedingt positiven Gedanken Haare geschnitten? Zum Beispiel, wenn am Morgen die Steuerrechnung oder von der Polizei eine Parkbuße im Briefkasten lag! Wie viele Male hatte ich mit meiner zwar gut gemeinten Arbeit jemand anderen geschwächt? Unsere Gedanken haben große Macht und deshalb ist es äußerst wichtig, mit Liebe, Sorgfalt, Bewusstheit und Achtsamkeit bei der Arbeit zu sein.

Die Ehefrau unseres Dorfarztes, sie war Japanerin und unterstützte meine Suche nach Haarerkenntnissen, brachte mich auf ganz neue Ideen, denn in der japanischen Haarkultur fand ich Parallelen für den Energiefluss im Haar.

Die Sumoringer nutzen das Wissen über den Energiefluss, indem sie auf ihrer Wirbelpartie einen Knoten bilden. So können sie für die paar Sekunden des Kampfes die Energie und

Kraft bündeln und damit auch ihre Konzentration stärken. Es ist fantastisch zu sehen, wie achtsam und bewusst diese Zeremonie des Kämmens durchgeführt wird. Die Position dieses Knotens ist ganz bewusst gewählt. Im Kapitel über die Kopfzonen auf Seite 61 ff wird bestimmt klar, warum.

Auch bei den Geishas, z. B. in der Kunst der Teezeremonie, wird bei den Hochsteckfrisuren darauf geachtet, dass die Haare so verschlungen und gekämmt werden, dass sie zum Thema der Zeremonie unterstützend wirken. Diese Ausbildung zur Geisha dauert etwa fünf Jahre und ist sehr hart. Sie verlangt absolute Disziplin und Hingabe.

Ich mauserte mich zur Leseratte und griff nach jedem Buch, das einen Hinweis auf Haare zuließ. Die Riten der Urvölker interessierten mich vor allem. Also verschlang ich von den Aborigines in Australien über indische, südamerikanische bis zur indianischen Kultur Nordamerikas alles, was zu haben war.

So erfuhr ich beispielsweise, dass es bei bestimmten Stämmen in Nordamerika ein berührendes und sehr achtsames Ritual gab, das gut in meine Erfahrung und Sichtweise zum Haar passte – es ist das Ritual des Seelenhütens: Diese Stämme waren überzeugt, dass sich ihre Seele in ihrem Haar befinde. Wenn ein Mitglied des Stammes verstarb, wurde ihm eine Locke seiner Haare abgeschnitten. Ein anderes Mitglied des

Stammes wurde bestimmt, diese Locke zu hüten, also für die verstorbene Seele zu beten und Opfer zu bringen. In dieser Zeit konnte sich die Seele des Verstorbenen von den Stammesmitgliedern verabschieden und umgekehrt wurde dies auch den Stammesmitgliedern ermöglicht. Heute würde man ein solches Ritual als Trauerarbeit bezeichnen. Wenn die Person, die dazu bestimmt wurde, die Locke, respektive Seele, zu hüten, der Meinung war, dass diese Zeit um sei, wurde die Haarlocke im Feuer verbrannt und die Seele konnte in Form von Rauch zu ihrem Gott Kitchi-Manitu aufsteigen.

Aus meiner Jugendzeit kannte ich vor allem die Darstellungen des Skalpierens in den uns gezeigten Indianerfilmen. Das sah immer sehr dramatisch und brutal aus. So versuchte man, uns die amerikanischen Ureinwohner als böse Wilde und brutale Menschen darzustellen. Im Gegensatz zu den guten „Weißen“, die ja nur das Beste wollten. Bei meinen Nachforschungen ergab sich dann ein ganz anderer Blickwinkel. Der Stamm der Cree bezeichnete das Skalpieren als Akt der Achtsamkeit. Wenn sie sich im Kampf befänden, würden sie zuerst die Seele des Gegners vom Körper trennen, bevor sie den Körper töten würden. Diese erstaunliche und für mich absolut neue Sichtweise erfuhr ich von einem Medizinmann.

Hier möchte ich noch eine weitere Erkenntnis einfügen, die ich erst vor Kurzem im Internet las. Es geht dabei um Studien, die von der US-Regierung in Auftrag gegeben wurden. Zu Zeiten des Vietnam-Krieges wurden auch indianische Fährtenleser rekrutiert, die vorher getestet worden waren und bewiesenermaßen zu den besten Spähern und Spurenlesern gehörten. Sobald man ihnen einen entsprechenden militärischen Kurzhaarschnitt verpasst hatte, versagten sie in ihrem Können.

Ihre Erklärung war, dass sie nach dem Haarschnitt keinen Zugriff mehr auf ihren sogenannten sechsten Sinn hatten und die entsprechenden Zeichen nicht mehr gut lesen konnten. Daraufhin wurden zahlreiche Tests durchgeführt – die immer dasselbe Ergebnis brachten: Fährtenleser mit langem Haar mussten bestimmte Tests durchführen (z. B. näherte sich ein „Feind" im Schlaf und der Schlafende spürte lange vorher die Gefahr und konnte sie abwenden), die dann nach dem Haarschnitt wiederholt wurden – mit dem Ergebnis, dass sie den „Feind" erst viel zu spät mitbekamen. Daraufhin wurde empfohlen, dass die indianischen Rekruten vom Haarschnitt befreit wurden und ihr langes Haar behalten durften.

Als Begründung wurde in der Studie angegeben – und das finde ich außerordentlich wichtig und es bestätigt meine Erfahrungen: Haare sind eine Erweiterung des Nervensystems und eine Art „Antennen", die sowohl Informationen von außen an das Stammhirn, das limbische System und den Neokortex übertragen als auch selbst elektromagnetische Energie vom Gehirn an die äußere Umgebung abgeben.

(Quelle: C. Young für United Truth Seekers/de.sott.net vom 08. 09. 2011)

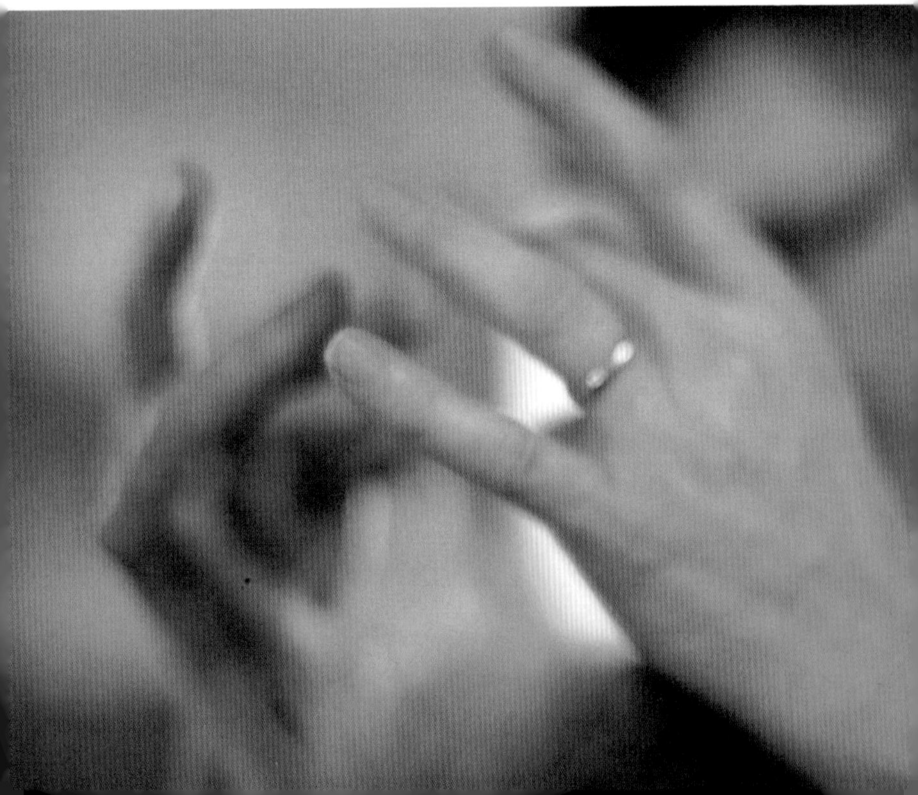

Alternative Heilmethoden

Noch immer auf der Suche nach Hinweisen kam ich verstärkt mit alternativen Heilmethoden in Kontakt.

Es gab eine Zeit, da lief ich intensiv Marathon. Durch das ausgeprägte Training wurden meine Knie erheblich belastet und ich bekam Probleme mit meinem rechten Meniskus. In meinem Kopf beschäftigte ich mich schon damit, dieses Problem mittels einer Operation (Arthroskopie) zu beheben. Eine Kundin, die davon wusste, empfahl mir, Mauro, einen philippinischen Heiler aus Manila, aufzusuchen, wenn er wieder in der Schweiz wäre. Ich hatte eine erhebliche Skepsis gegenüber selbst ernannten Heilern und sah vor meinem inneren Auge schon einen mit Ringen, Amuletten und Federn geschmückten „Guru". Im ersten Moment sagte ich: „Nein danke." Doch der Gedanke, mir alternativ helfen zu lassen, ließ mich nicht los. Ich war wirklich hin- und hergerissen.

Als ich dann von einem Sportkollegen von einem Misserfolg mit dieser Operationstechnik erfuhr, konnte ich mich mit dennoch großen Zweifeln dazu entschließen, mich bei Mauro anzumelden.

Als der Tag kam, an dem ich angemeldet war, ging ich mit der Überzeugung „nützt es nichts, schadet es auch nichts“ dorthin. Mit meinem Bild eines Heilers trat ich in den Raum und war unendlich erstaunt, dass da nicht der von mir erwartete gefiederte „Heiler“ stand, sondern ein kleinerer Herr, etwa 1,60 m groß und rund 55 Jahre alt, in schlichtem grauen Nadelstreifenanzug und mit Krawatte. Ganz bescheiden und ohne die von mir erwarteten wilden Rituale, bat er mich, auf der Behandlungsliege Platz zu nehmen. Ich lag nun also da und harrte der Dinge, die da kommen sollten. Mauro konzentrierte sich kurz, kam auf mich zu, streckte seine Hand aus und legte sie auf mein rechtes Knie. Sein Kommentar war nur: „Hier ist das Problem.“ Mein erster Gedanke war: „Wer hat ihm das verraten?“, musste ihn aber sogleich wieder fallen lassen, denn ich hatte ja niemandem gesagt, dass ich mich angemeldet hatte. Also staunte ich nicht schlecht, als Mauro nur seine Handfläche auf mein Knie legte, seine Augen schloss und dort eine oder zwei Minuten verweilte. In meinem Knie spürte ich genau an der Stelle, wo es immer so schmerzte, wenn ich zu lange gelaufen war, eine sehr starke Wärme. Exakt zwischen Oberschenkelrolle und Schienbeinkopf.

Daraufhin sagte Mauro, ich könnte jetzt gehen, mein Körper würde diesen Knorpel, der angerissen sei, auflösen und nach 14 Tagen könnte ich wieder voll drauflossprinten. Meine Skepsis war riesig und ich traute der Sache überhaupt nicht. Nach zwei Wochen wollte ich es natürlich wissen und ich lief eine extragroße Runde auf Asphalt. Doch alle meine Befürchtungen trafen nicht ein. Keine Schmerzen! Auch nach mehreren Marathons hatte ich nie mehr Schmerzen im Knie.

Diese Erfahrung mit Mauro prägte mich enorm. Ich konnte mein Vorurteil gegenüber Heilern und Heilen komplett abbauen. Und nun wollte ich natürlich noch mehr darüber wissen. So lud ich Mauro ein, beim nächsten Besuch in der Schweiz bei uns im Geschäft zu arbeiten. Dabei konnte ich sehr viel von ihm lernen. Vieles, was ich beim Haareschneiden einfach so aus dem Bauch heraus machte, konnte er mir ganz einfach und plausibel erklären.

Mauro wollte auch unbedingt einmal bei einem Haarschnitt in meinem Kämmerchen dabei sein. Bei einer Patientin von ihm wagten wir das „Experiment". Mauro stand in einer Ecke und sah nur zu, was da geschah. Offenbar arbeitete mein Bauchgefühl auf Hochtouren, denn ich fand den Zugang zu dieser Person sehr schnell, die Reaktionen entstanden unmittelbar und heftig. Nach kürzester Zeit floss die Energie ohne Widerstand, die Haltung der Frau war aufrecht, das Haar und ihre

Augen glänzten. Uns allen standen Tränen der Berührtheit in den Augen. Mauro verabschiedete meine Kundin/seine Patientin mit den Worten: „Sie brauchen mich jetzt nicht mehr." Zu mir sagte er nur: „Siehst du, so einfach ist es."

Von da an kam Mauro regelmäßig zu uns. Und jedes Mal, wenn ich zu stark in meinem Kopf war, kam sein Spruch „Heilen ist nur ein Handwerk wie jedes andere auch, lass es einfach geschehen, sei mit deinem Herzen dabei und hab Spaß und Freude daran."

Nach etwa drei Jahren teilte er uns mit, dass er nun nicht mehr kommen würde, denn er ginge jetzt in Pension, um den Lebensabend mit seiner Frau zu genießen – er wollte nur noch bei Notfällen in einem Spital in Manila eingesetzt werden. Auf meinen Einwand, dass man sich nicht schon im Alter von 55 pensionieren lassen könne, wenn seine Dienste so benötigt würden, antwortete er, er sei vor einem Monat 80 Jahre alt geworden.

Die Einfachheit und Bescheidenheit von Mauro sind bis heute ein großes Vorbild für mich geblieben. Danke Mauro!

Nach und nach probierte ich mich in verschiedenen alternativen Heilmethoden, wie Reiki, Pranic Healing usw., und suchte nach Ansätzen, die meiner Arbeitsweise entsprachen – und fand sie auch.

Am Ende stand für mich fest: Je einfacher und unkomplizierter, desto effizienter.

Ich bin der Meinung, es wäre manchmal von Vorteil, wenn wir öfters einmal unser Tun und Denken von einer ganz anderen Perspektive aus betrachten würden. So wurde mir eines Tages schlagartig bewusst, warum viele meiner Kunden beim Haareschneiden sichtlich Erleichterung empfanden: Es war nicht die Länge der Haare, die abgeschnitten wurden, sondern die Entsorgung der alten Geschichten und seelischen Belastungen, die im Haar abgelagert waren.

Meine Erfahrungen zeigten immer deutlicher, dass unsere Seele, unsere tiefste Essenz, die Möglichkeit hat, die im Moment nicht zu verarbeitenden Erfahrungen im Haar abzulagern. Dies ist beim genaueren und vor allem bewussteren Hinschauen oder Hinfühlen im Haar spür- oder sichtbar.

Ein Beispiel: Es kam oft vor, dass eine Kundin anrief und ganz verzweifelt sofort einen Haarschneidetermin verlangte. Es sei nicht mehr auszuhalten mit ihren Haaren, die müssten sofort weg. Das ist eine logische Reaktion unseres Gehirns: Wenn es auf dem Kopf zu schwer wird, muss Länge weg. Unser Hirn weiß nicht, dass das Haar einen psychischen Speicherwert hat, nur unser Unterbewusstsein kennt den.

Wenn die verzweifelte Kundin dann zu mir kam, suchten wir zuerst gemeinsam, wo die Schwere am größten war. Meistens war dies am Hinterkopf, auf der Höhe des Schädelbasisknochens. Allein durch die Konzentration auf diesen Punkt oder die Zone am Kopf wurde die Schwere verringert. Da die Kunden ja keinen Spiegel hatten, konnten sie sich genau darauf konzentrieren. Auch meine Konzentration war auf diesen Punkt gerichtet. Wenn wir dann in Gedanken ein wenig in ihrem Leben zurückgingen, fanden wir meistens sofort den Grund der seelischen Überforderungen, die diese Schwere verursacht hatten. Jetzt ging es vor allem darum, die nicht mehr erforderlichen Altlasten loszulassen. Auch ohne viel Länge wegzuschneiden, spürten die Kunden sofort ein erleichterndes Gefühl. Die Reaktion war meist ein tiefes Durchatmen. Endlich konnten sie wieder bis ganz in ihren Bauch atmen. Bei diesem Loslassen der alten Geschichten, die meistens belastend und manchmal traurig waren, floss oft auch die ein oder andere Träne. Doch das ging schnell vorbei.

Handwerklich lässt sich das so erklären:

Durch die Vibration – ausgelöst durch das Entzweischneiden des Haares mit der Schere beim im trockenen Haar (ich arbeitete immer erst im trockenen Haar) kann auf der psychischen Ebene „aufgeräumt“ werden. Gleichzeitig wird durch dieselbe Vibration über den Haarnerv, der sich zentral in der Haarwurzel befindet, und über die Meridiane und Akupunkturpunkte auf die eventuell vorhandenen Blockaden im Körper eingewirkt, sodass diese aufgelöst werden können. So kann die Energie wieder reibungslos und ohne Widerstand im Körper fließen.

Wenn ich das erkenne, ist es von größter Wichtigkeit, dass bei dieser Arbeit sehr konzentriert, achtsam und mit aller Liebe ganz in Ruhe gearbeitet wird.

Ich bin überzeugt, dass jede Krankheit einen psychischen Ursprung hat. Also haben wir mit diesen Erkenntnissen die Möglichkeit, dem Körper den Impuls zu geben, sich ganzheitlich zu heilen. Das heißt, also auf der psychischen Ebene, den Auslöser anzuschauen und loszulassen. Gleichzeitig wird durch die Vibration der Schere auf das betroffene Organ der Energiefluss gefördert.

Mir ist dabei aber immer klar, dass nicht ich „heile", sondern dass ich nur der Auslöser und Impulsgeber sein darf, sodass sich der Körper und der Geist der Kunden selber heilen können. Das heißt, dass ich den Kunden unterstützend beistehen darf, um ihre Selbstheilungskräfte zu aktivieren. Eine Erkenntnis, die mir Mauro immer wieder vermittelt hatte.

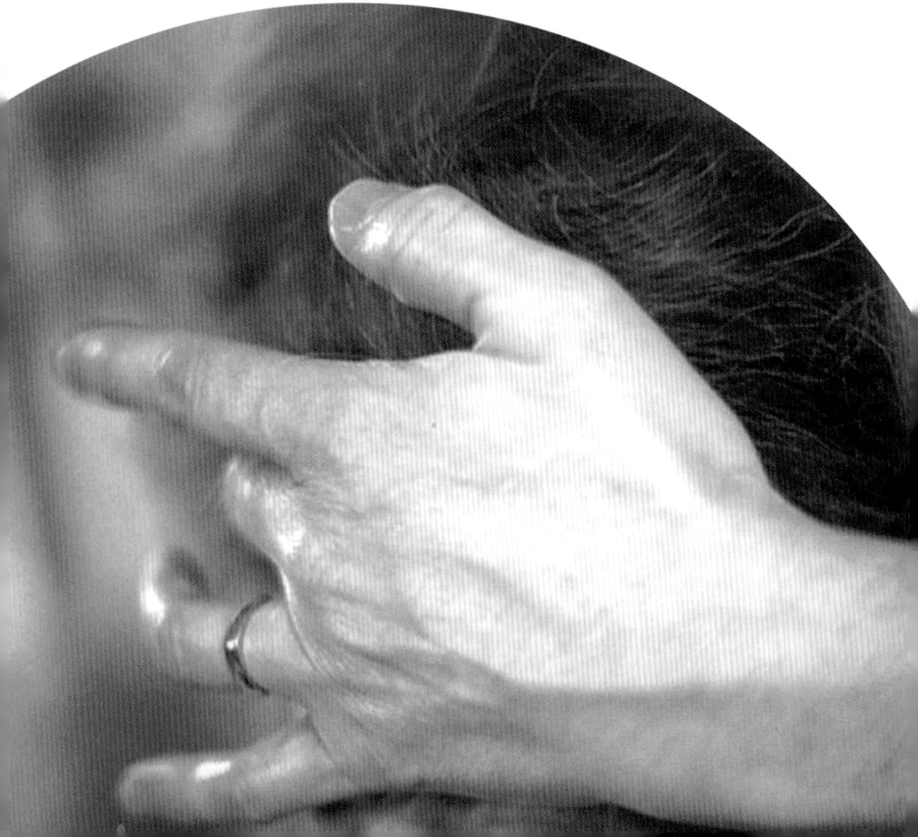

Kopfzonen

Noch immer hatte ich niemanden gefunden, der in Bezug auf Haare etwas Ähnliches machte und mit dem ich mich austauschen konnte. Literatur gab es auch nicht. Ich fühlte mich nach wie vor wie alleine in der Wüste. Die Reaktionen meiner Kunden waren oft heftig und bewegten mich sehr. Da kaufte ich mir ein dickes Notizbuch und schrieb jeweils nach den Haarschnitten das Geschehene auf. Nicht etwa, um beim nächsten Haarschnitt darauf zurückzugreifen, das war für mich schon damals klar, dass das, was geschehen war, nie mehr reproduziert werden könne. Wenn also ein Kunde wiederkam und den Wunsch äußerte: „Bitte mach es so wie das letzte Mal, es war so wunderbar und ich habe so viele Komplimente bekommen", war meine Antwort: „So wie letztes Mal kann ich nicht mehr, WIR können es nur noch besser."

Wie ich jetzt im Nachhinein erkenne, hatte das Aufschreiben und Sammeln der Erfahrungen und Reaktionen verschiedene positive Wirkungen: Zum einen half es mir, denn ich konnte das, was sich ereignet hatte, dem Büchlein anvertrauen und damit war die Erfahrung erst einmal abgelegt und es fiel mir einfacher, es zu verarbeiten. Zum anderen erkannte ich, dass es beim Schneiden im trockenen Haar immer öfters ähnliche oder sogar gleiche Reaktionen an denselben Stellen am Kopf gab. Allmählich ordnete ich diese Reaktionen in Gruppen ein.

In der Massagepraxis meiner Frau entdeckte ich eines Tages einen Zonenplan für Fußreflexzonen und schon hatte ich einen Geistesblitz. Ich organisierte sofort eine Zeichnung eines menschlichen Schädels und zeichnete dort alles ein, was ich erfuhr. So entstand über einen Zeitraum von etwa zehn Jahren mein Plan der Kopfzonen.

All die Hunderte von Aufzeichnungen in meinem Büchlein ließen sich in Zonen auf unserem Schädel einteilen – und zwar auf zwei verschiedene Ebenen: auf eine körperliche und auf eine psychische Ebene. Ein Beispiel, um das zu verdeutlichen: Die Stirnpartie lässt sich in die körperliche Ebene „Augen" und die psychische Ebene „denken und sehen im Moment" einteilen. Ein weiteres Beispiel: Wenn ich auf der Höhe des Schädelbasisknochens arbeitete, reagierten der Bauch und das

Becken der Kunden, das heißt, die Kunden atmeten plötzlich tief in den Bauch hinein. Die Zone des Schädelbasisknochens war die Stelle, an der viele Kunden immer wieder wünschten, dort möglichst viel weg- und rauszuschneiden, weil es an der Stelle immer sofort wieder zu dick und dicht sei. Allmählich zeigte sich auch, dass diese Reaktionen nicht nur mit den Organen des Körpers zu tun hatten, sondern auch mit der Psyche des Menschen. Also, wenn wir jetzt diese Zone am Schädelbasisknochen nehmen, die zuerst nur mit Bauch und Becken zu tun hatte, war der Zusammenhang mit der psychischen Ebene rasch klar. Bauch, Becken, Gefühle, Emotionen und dann noch die Einteilung in links und rechts: Es tat sich wieder ein ganz neues Fenster auf und das Entdecken und Erforschen begann von Neuem.

Eine extrem spannende Zeit begann. Zusammen mit meinen Kunden, die ich zu jeder Zeit in meine Tätigkeit einbezog und sie ermunterte, mit mir mit zu forschen und zu entdecken, wurden oft überraschende und im ersten Moment verrückte Zusammenhänge klar.

So ist die Kopfzone der Augen und des Denkens im Moment die Zone der Ideen.
Die Zone der Hände und Arme ist die Zone des Tuns, Haltens, Loslassens.
Die Zone der Füße ist die Zone der Verwurzelung, Erdung.

Langsam entwickelte sich meine Schädelzeichnung weiter und füllte sich immer mehr mit Zonen. Dabei war es für mich wichtig zu erkennen, dass diese Zonen nichts mit den Hirnhälften und Hirnfunktionen zu tun haben. Diese Erkenntnisse vereinfachten es mir, die Zusammenhänge zwischen Haaren, Körper und Seele mehr und mehr begreifen zu können.

Wenn ich nun die Zonen beim Haareschneiden bewusst miteinander verband, kommunizierten diese Zonen auf der psychischen wie auch auf der körperlichen Ebene viel besser miteinander und konnten ihre Energien austauschen. So begannen die Energien in den Körpern der Kunden harmonisch und ausgeglichen zu fließen.

Nehmen wir ein Beispiel des optimalen Verbindens: Wir verbinden die Zonen Augen-Arme-Hände bis zu den Füßen. So erhalten wir nicht nur eine fließende, selbsttragende Form im Haar, sondern wir fördern damit, dass zum Beispiel eine Idee vom Ursprung, vom Denken im Moment, über die Hände, das Machen und Umsetzen, bis zu den Füßen, der Erde und dem Boden durchgezogen werden kann. Das heißt, dass eine Idee in unserem Leben umgesetzt werden kann.

Diese Voraussetzungen zu schaffen, ist eine wunderbare Arbeit.

Denn oft heißt es: „Ich habe schon eine Idee für mein Leben, aber ich weiß nicht, wie ich sie umsetzen soll oder kann.“ Logisch, wenn die Verbindung vom Denken zum Handeln nicht gegeben ist, wie sollen unsere Hände wissen, dass da überhaupt eine Idee vorhanden wäre.

Genauere Zusammenhänge der Gehirnfunktionen sollten mir später im Jahr 2007 noch genauer vor Augen geführt werden – davon werde ich in einem späteren Kapitel mehr erzählen.

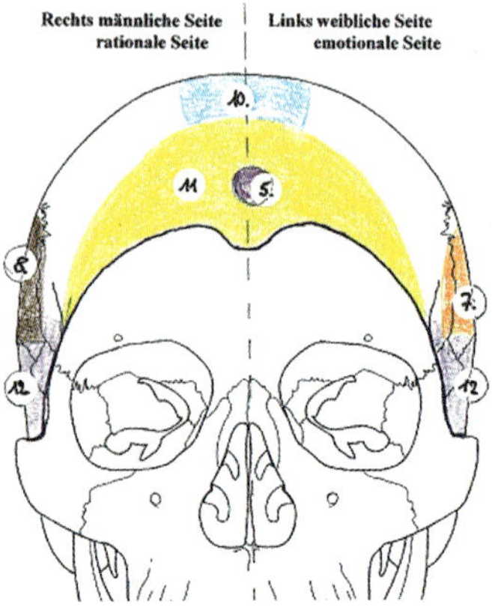
Rechts männliche Seite
rationale Seite
Links weibliche Seite
emotionale Seite
10.
11
5.
8
7.
12
12

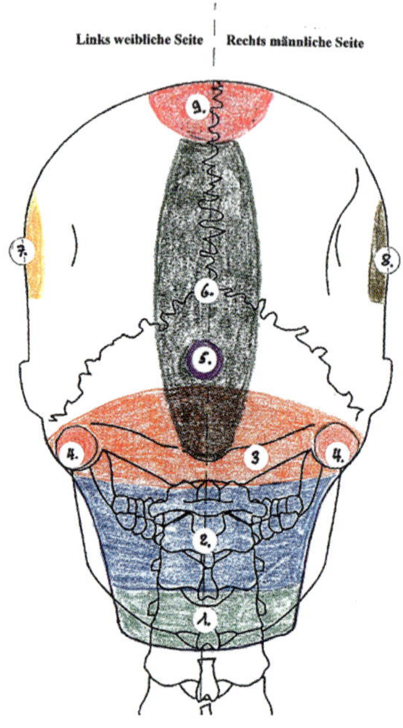
Links weibliche Seite
Rechts männliche Seite
9.
7.
8.
6.
5.
4.
3
4.
2.
1.

Rechts männliche Seite
rationale Seite

Links weibliche Seite
emotionale Seite

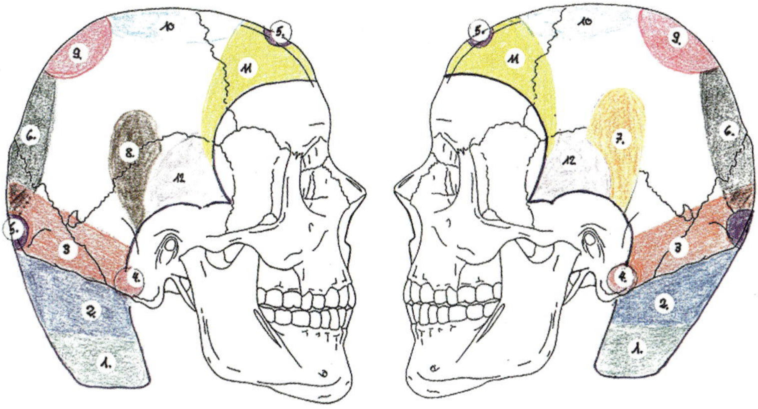

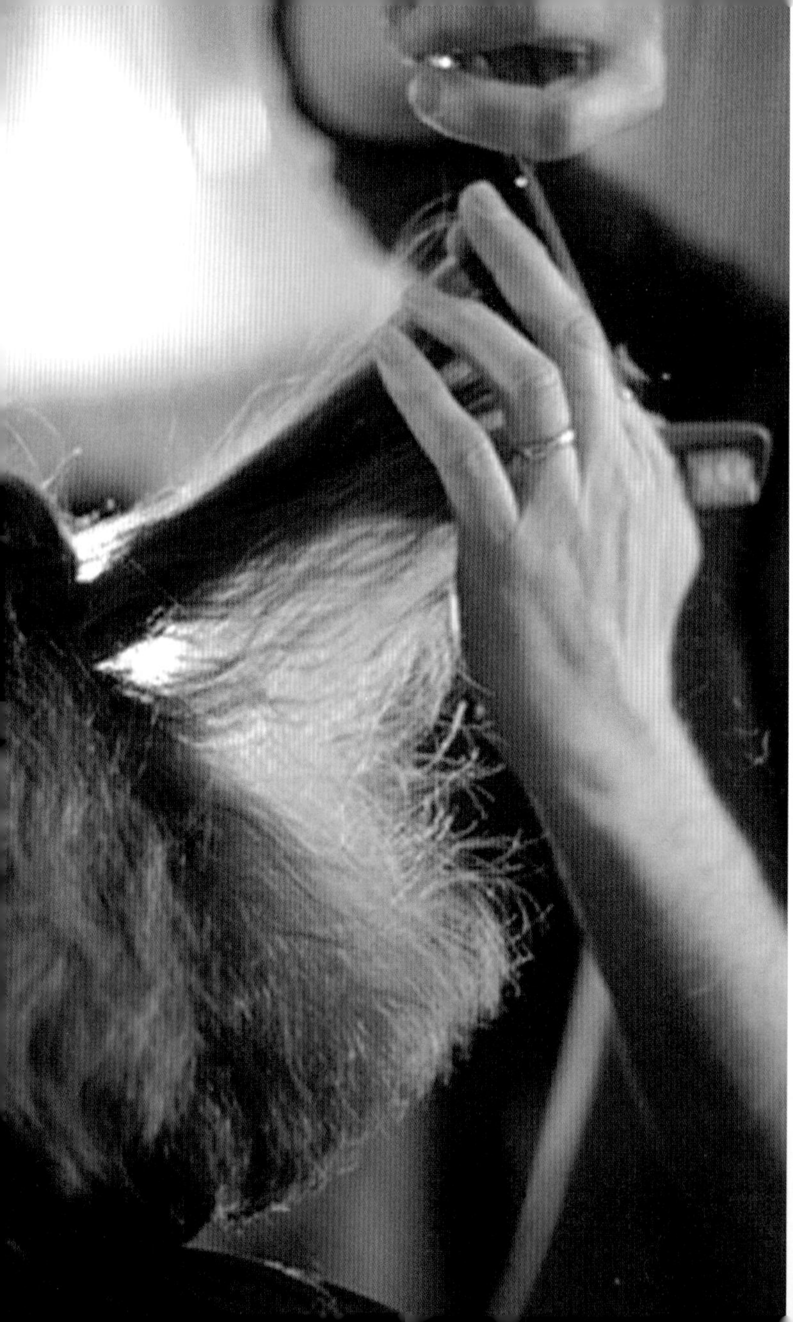

Endlich! Erste Weggenossen

Endlich passierte das, wonach ich mich gesehnt hatte: Eine meiner Kundinnen sprach in Südfrankreich bei einem Seminar mit einer anderen Teilnehmerin, die aus Paris stammte, darüber, wie sie das Haareschneiden bei mir erlebte. Erstaunlicherweise erlebte die Frau aus Paris ihren Haarschnitt ganz ähnlich.

So bekam ich eines Tages einen Anruf aus Paris. Es meldete sich Remi Portrait. Er hätte meine Adresse von einer seiner Kundinnen. Es würde ihn interessieren, ob meine Schere beim Haareschneiden auch Musik machen würde. Na, Musik ist ein wenig weit hergeholt, aber je nach Kopfpartie und Haarstruktur sei der Klang schon unterschiedlich, berichtete ich ihm. Und je nach Schneiderhythmus würde es schon eine Art von Musik ergeben, nicht gerade Mozart, aber immerhin. Das Telefongespräch wurde so intensiv und dementsprechend lang, dass wir uns entschlossen, einander persönlich kennenzulernen.

Für mich war es so erleichternd, endlich jemanden zu kennen, dem ich meine speziellen Erfahrungen beim Haareschneiden erzählen konnte und der mich sogar verstand. Ja sogar unterstützte und mich aufforderte, weiterzugehen. So geschah es, dass ich nach Paris reiste, und dieses Mal nicht wegen der neuesten Modetrends, sondern ich brachte mein Wissen und Können dorthin. Es stellte sich heraus, dass Remi früher sogar Friseurweltmeister war und dann durch seine Ausbildung zum Shiatsu-Therapeuten auf „Abwege" vom konventionellen Friseur geriet. Seine Schilderungen über seinen Werdegang gaben mir die Gewissheit, nicht alleine auf solche Abwege gekommen zu sein. Remi besuchte mich natürlich auch in Bern und wir verbrachten viele Stunden und ganze Nächte mit dem Austausch unserer Erfahrungen.

Der große Unterschied zwischen uns beiden war, dass Remi die Haare mit dem Rasiermesser schnitt, während ich eine Schere benutzte. Es war ihm wie auch mir sehr wichtig, dass die Schnittfläche am Haar sehr sauber und gerade war. Das Messer bei ihm und die Schere bei mir mussten also extrem scharf sein, sodass das Haar nicht gequetscht wurde oder sogar die Schnittfläche ausgefranst wurde, denn das würde den Energiefluss behindern oder sogar zu einem Energieverlust führen.

Remis Technik erzeugte eine viel stärkere Vibration auf das Haar und löste schneller und heftiger Emotionen aus. Diese wurden dann von ihm sozusagen als Außenstehender erklärt und mit der Kundin besprochen. Mit meiner Schere konnte ich wesentlich feinere Vibrationen erzeugen, deshalb war ich in der Lage, wesentlich feiner und differenzierter mitzuspüren, was bei der Kundin und auch bei mir passierte. Das heißt: Ich als Haareschneider bleibe nicht für mich abgegrenzt außen, sondern wir (die Kundin und ich) erleben zusammen die gleichen Geschichten und Gefühle, manchmal sehen wir sogar die gleichen inneren Filme. Dies war jedoch nur möglich, wenn es ein gegenseitiges Vertrauen und eine absolute Achtsamkeit gab.

Eine der Erkenntnisse mit Remi war, dass jeder, der sich auf dem energetischen Weg dem Haar und somit dem Menschen nähern will, den auf seine speziellen Fähigkeiten abgestimmten Zugang finden muss. Hier gibt es kein richtig und auch kein falsch.

Meine ganz persönliche Überzeugung ist, dass jeder Mensch mit seiner ureigenen Aufgabe auf diese Welt gekommen ist. Um diese Aufgabe erfüllen zu können, hat auch jeder Mensch seine eigenen Spezialitäten und Fähigkeiten in seinem Rucksack mitgebracht. Das macht die Individualität der Menschen aus. Es geht im Grunde nur darum, seine Aufgabe zu erkennen und seine Spezialwerkzeuge einzusetzen.

Die Begegnungen mit Remi gaben mir die Gewissheit und eine Sicherheit, mit meinen Erfahrungen nicht alleine auf dieser Erde zu sein.

Und so ging ich meinen Weg weiter, Remi den seinen. Noch heute denke ich oft an die spannenden Tage an der Seine zurück und erkenne die wunderbaren Fügungen im Leben, wenn man nur genügend überzeugt ist und an seine Sache glaubt. Und wenn man darüber hinaus dazu bereit ist, sein Ding zu leben, dann sowieso.

Die Zeit im Geschäft war sehr spannend mit all den Erlebnissen und den Erfahrungen, wie unendlich verschieden Menschen mit ihren Haaren reagieren können. Und so vergingen die Tage wie im Flug, während ich „süchtig" wurde nach meiner Arbeit und vor allem nach den Begegnungen mit den Menschen (Kunden). Auch meine Prioritäten begannen sich zu verändern. Wo vorher das Erreichen eines hohen Umsatzes das Wichtigste war, standen nun in erster Linie der Spaß und die Freude an der Arbeit im Vordergrund. Was für mich früher unvorstellbar war, wurde Wirklichkeit. Nach elf Stunden Arbeit im Geschäft ging ich frisch und bestens gelaunt nach Hause, hatte einen Tag mit vielen grandiosen Haarschnitterlebnissen – und zu meinem Erstaunen war die Kasse auch noch voll.

In meiner Freizeit erlebte ich dasselbe Wunder. Der Aufstieg auf einen Berg war überhaupt nicht mehr anstrengend, sobald ich es schaffte, in einen ganz ruhigen Rhythmus beim Gehen zu gelangen, und damit einen engen Kontakt mit meiner Umgebung erreichte. Ja, man kann schon fast sagen, ich wurde eins mit der Natur und somit mit der Erde. Dabei hörte das Denken auf und es begegneten mir Zusammenhänge in der Natur, die ich eins zu eins in meiner Arbeit umsetzen konnte. Dies alles fesselte und begeisterte mich so sehr, dass ich nie und nimmer auf meinem beruflichen oder privaten Weg umkehren wollte.

Doch immer wieder traf ich auf Grenzen, die ich trotz Zuhilfenahme all meines Wissens und Könnens nicht überwinden konnte. Meistens waren es Zusammenhänge von Haar, Körper und Seele, die ich einfach nicht einordnen oder verstehen konnte.

So war ich auch wieder mit einigen Dingen „schwanger“, als ich „per Zufall“ im Bahnhof Bern eine Frau, groß, schlank und mit blonden Haaren, kennenlernte. Sie kam aus Schweden, hieß Palmers und war die Lebenspartnerin von Mercury Yount, einem Kalifornier, der vorwiegend in Puerto Rico und Guatemala lebte. Er war zwar kein Friseur, entdeckte aber, dass beim Haareschneiden im Körper und in der Seele energetisch etwas geschah. Diese Veränderungen studierte er und gebar den Begriff „Hair Balancing", was so viel heißt wie „Energiearbeit beim Haareschneiden". Leider verstarb Mercury viel zu früh, Kiki setzte aber seine Arbeit in seinem Sinne fort. Bei einem Kaffee im Bahnhof Bern erzählte mir Kiki von ihm und seiner Erkenntnis. Sofort erkannte ich, dass dies erneut eine Fügung war, denn Kiki war bekannt und wusste um die Zusammenhänge für das, was bei mir in den vergangenen Jahren geschehen war. Das war für mich wie ein Adrenalinschub. Kiki reiste eine Stunde später nach Stockholm ab, was mir unendlich leid tat, denn ich hatte ja unendlich viele Fragen an sie. In den nächsten Jahren kam sie jedoch mehrmals pro Jahr für je zwei Wochen nach Bern, arbeitete in meinem Geschäft und bediente ihre Kundinnen in meinem geschützten Raum. So blieb uns viel Zeit und wir hatten unzählige Möglichkeiten, uns auszutauschen. Es stellte sich heraus, dass sich bei mir praktisch die gleiche Arbeitsweise entwickelt hatte wie bei Mercury und ihr.

Nun kamen mir auch meine in den 70er-Jahren genossenen Haarschneideausbildungen bei Vidal Sassoon und Joshua Galvin sehr gelegen, denn Mercury hatte seiner Haarschneidetechnik eine ähnliche Winkeltechnik zugrunde gelegt. Auch meine Bewunderung für Richard Buckminster Fuller teilte ich mit Mercury. Buckminster Fuller war ein genialer Mensch, als Architekt nie anerkannt und als Spinner abgetan! Er hatte in Montreal 1967 zur Weltausstellung die Biosphèr erbaut, eine geodätische Kuppel, und war ein Vorbild für Mercury und sein Schaffen, denn bei seinem Geodesic-Domes-System wurden durch Dreiecke, bei denen alle drei Schenkel den gleichen Druck wie auch Zug hatten, eine selbsttragende Form erschaffen. Der Raum, den wir am Kopf erschaffen, bleibt genauso bestehen. Und wenn man jetzt noch die Eigendynamik und die Bewegung des Haares einbezieht und respektiert, entsteht genau das, was der Kunde sich immer wünscht: eine haltbare und pflegeleichte Frisur.

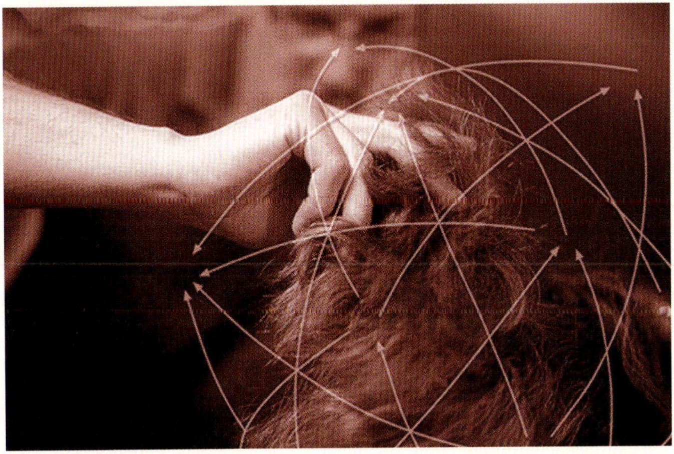

Nach längerem Zusammenarbeiten mit Kiki, welches für mich auch ein Dazulernen war, durfte ich mit ihrem Einverständnis den Namen und Begriff „Hair Balancer“ übernehmen. Dieser Schritt war für mich eine sehr große Ehre, die mit einer ebenso großen Verpflichtung gegenüber dem Erbe von Mercury verbunden war. Endlich hatte ich eine Antwort auf die Frage gefunden, „Was machst du da eigentlich?“, denn die Berufsbezeichnung Friseur galt für mich schon lange nicht mehr. Beim Einschreiben an der Lobby eines Hotels schrieb ich von da an unter Beruf: Hair Balancer. Die Rezeptionistinnen nickten dann sehr höflich, doch war ich sicher, dass keine wusste, was das bedeutete. Mit dem Namen „Hair Balancing“ wurde für mich eine neue Tür aufgeschlossen, was mir noch mehr Raum und Sicherheit gab. Ich arbeitete an den Themen Haare, Seele und Körper ganz konzentriert weiter, denn ich wusste instinktiv, dass das, was bis damals bekannt war, noch lange nicht alles war, sondern nur der Anfang. Und ich sollte recht erhalten.

Grenzen erweitern

Immer öfter stieß ich mit dem Winkelsystem auf Grenzen. Das Haar und die dazugehörige Person waren bereit, noch weiter zu gehen. Ich stellte fest, dass das Haar noch viel mehr Potenzial hatte, sich zu öffnen. Doch die Winkel und das genau Strukturierte engten ein. Schon allein der Gedanke, dass ich dem Haar eine Basislinie vorgebe und somit die übrigen Haare sich an dieser vorgegebenen Linie orientieren müssen, störte mich plötzlich – etwas, das für mich vorher immer das Selbstverständlichste der Welt gewesen war.

Eine weitere „Schwangerschaft" begann, als ich mein technisches Vorgehen überdachte. Wenn ich eine abgeteilte Partie Haare durchkämme, auf eine Linie ziehe und dann eben diese Basislinie schneide, habe ich eine saubere und exakte Verbindung zwischen zwei Punkten. In dem Moment zwinge ich die Haare in eine Position, die nicht ihrem natürlichen Fall entspricht. Lasse ich die Haare dann aber los, ziehen sich die verschiedenen Haarstrukturen, Wellungen und Dynamiken der Haare in dieser geschnittenen Partie unterschiedlich zusammen und schon ist die saubere Verbindung weg. Die Haare suchen sich sofort ihre natürliche Position. Dies ist speziell beim Haarschnitt im trockenen Haar zu beobachten.

Also schien es mir einfacher, das Haar von Anfang an in seinen natürlichen Fall zu schneiden. Ich kam so langsam vom Haareschneiden im herkömmlichen Sinn weg und versuchte, Haare in ihre natürliche Wuchsposition zu begleiten. So war gewährleistet, dass die Haare auch nach längerer Zeit und ohne Unterstützung von Bürsten, Festiger oder irgendwelcher haarbändigender Maßnahmen ohne Aufwand immer wieder in Form fielen. Dies war eigentlich das, was sich meine Kunden immer gewünscht haben. Ein Haarvolumen, eine Haarform, eine „Frisur", die am Morgen, nachdem die Haare Zeit bekommen hatten zu erwachen, ohne großen Zeitaufwand und ohne das Badezimmer zu blockieren, nur mit den Händen berührt, perfekt aussahen.

Somit fühlte sich nicht nur das Haar frei, luftig und schön glänzend an, sondern die gleiche prachtvolle Ausstrahlung hatte dann der ganze Mensch.

Um zu diesen Ergebnissen zu gelangen, war es erforderlich, dass ich vor dem Schneiden die Haarflussrichtungen, die Wirbel, die verschiedenen Haarstrukturen und Dynamiken sowie auch die Schädelform genau betrachtete und erfühlte. Es war ein Vorgang wie beim Scannen.

Danach begann der sogenannte Schnitt – und hier möchte ich einen kleinen Einschub vornehmen, der wichtig ist:
Die Wörter „Haarschnitt“ bzw. „Haareschneiden“ empfand ich als nicht mehr passend, weil sie auf unser Unterbewusstsein zu brutal, hart und im wahrsten Sinne einschneidend wirkten. Ja, es kann sogar brutalste Erinnerungen der Körperverletzung in der Kindheit hervorrufen. Eine häufige Reaktion der Kunden bei diesem Wort war – insbesondere, wenn dann noch das Schneidegeräusch der Schere dazukam –, dass sie sich aus ihrer Offenheit zurückzogen und verschlossen. Alte Wunden und Verletzungen schaut man sich ohne schützendes Umfeld ja nicht gerne wieder an. Also ersetzte ich das Wort „Schnitt“ durch den Ausdruck „Schließen der Schere“. Auch wenn das nicht perfekt ist, so entschärfte es die negativen Erfahrungsmuster, die durch neue, angenehme, vertrauensfördernde ersetzt wurden (siehe auch den Abschnitt über „Haareschneiden ohne Haare“).

Zurück zu meiner neuen Umgangsform mit der Schere. Nach dem genauen Studium all dieser vorhandenen Haarinformationen, versuchte ich schon beim Kämmen, zuerst mit dem Kamm, dann allmählich mit meinem ganzen Körper die Bewegung des Haares aufzunehmen und bis zum Schließen der Schere weiterzuführen. So ließen sich die Haare sofort „öffnen“ und sie konnten ihre Pracht und Fähigkeiten entwickeln und zeigen. Wenn ich dann so weit war, meinen Körper mit der Schere nicht nur zweidimensional rund zu bewegen, sondern wenn ich dann in den Fluss kam und mich dreidimensional, das heißt, auch in meiner Körperachse, rund bewegte, erhöhten sich das Volumen und die Dynamik des Haares um das Mehrfache.

Die Kundin saß meist ganz entspannt auf dem Bedienungsstuhl mit größtem Vertrauen zu mir und mit geschlossenen Augen und genoss diese achtsame Berührung. Mit der Zeit nahm sie die Bewegung mit ihrem Gespür wahr und folgte ihr in ihrem Inneren. Am Schluss war oft die Aussage: „Das war jetzt ein schöner Tanz.“

Dadurch, dass die Kunden keinen Spiegel hatten, mit dem sie kontrollieren und konsumieren konnten, waren sie während der Zeit, in der wir zusammen„arbeiteten“, viel mehr bei sich und im Augenblick. So konnten sie einmal alle ihre vielleicht 100.000 Haare erspüren und auch wieder beleben.

Einige waren dann sehr erstaunt, wie viele Haare sie wirklich hatten. Was oft schon als Kleinkind ins Unterbewusste eingespeichert wurde (z.B.: „Du hast so feine Härchen"), wurde später fortgesetzt: „Man kann mit deinen wenigen Haaren keinen rechten Pferdeschwanz machen." Das wurde dann vom Friseur, der mit diesen Härchen ohne Dauerwellen sowieso nichts Anständiges anfangen konnte, bestätigt. Hier zeigt sich die ganze Palette von immer nur negativ geprägten Bildern oder Erfahrungen – diese konnte so gelöscht und mit positiven Erfahrungen und Erlebnissen ersetzt werden.

Unsere Haare haben nämlich die Eigenschaft, sich in jedem Lebensabschnitt den Bedürfnissen des Körpers und unserer Seele anzupassen, wenn wir es zulassen können. Was wir aber selten tun, weil wir uns an ein uns vorgegaukeltes Schönheitsideal anpassen wollen. Und das nur, weil wir dadurch erfolgreich, beachtet, reich, begehrt und somit geliebt werden wollen. Übrigens ein ganz legitimes Bedürfnis der Menschen, denn ohne das könnten wir nicht überleben. Doch leider warten wir meist darauf, dass dieses Geliebtwerden von außen kommt. Nur selten kommen wir auf die Idee, das in uns selbst zu suchen und zu finden.

Solche Sichtweisen halfen mir bei meiner Art, Haare zu begleiten, weiter voranzukommen. Jedes Mal, wenn ich meine Kunden darin unterstützte, ihre Beziehung zu ihrem Haar zu verbessern, verbesserte sich ihre Beziehung zu sich selbst. Denn das Haar ist ein gleichwertiges Organ unseres Körpers, wie jedes andere auch – es ist also ein Teil von mir selbst. Ich meine sogar, ein sehr wichtiger. Für mich ist es auf jeden Fall der Zugang zu diesem Menschen und zu seiner Seele.

Mit diesem Wissen und Bewusstsein ist es unabdinglich, nur mit äußerster Sorgfalt, Achtsamkeit und Liebe bei der „Arbeit" vorzugehen.

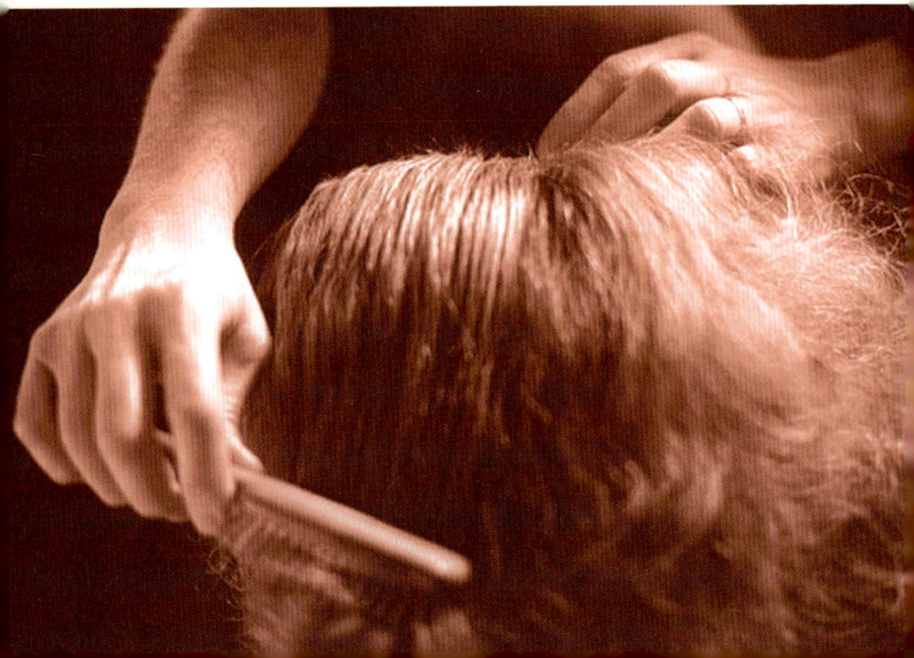

Haare bürsten

Eine wunderbare Möglichkeit, sich selbst etwas Gutes zu tun und die eigene Beziehung zum Haar zu optimieren, ist das Bürsten der Haare – das heißt, sich selbst zu berühren.

Ich stellte fest, dass es relativ viele Menschen gibt, die das nicht konnten. Und so war es oft eine große Herausforderung, brauchte Geduld und viel Sicherheit, bis das dann geschehen konnte.

Haare bürsten hat viele Vorteile: Es fördert die Durchblutung der Kopfhaut (Massage). Es reguliert die Funktion der Talgdrüsen. Es transportiert den wertvollen Hauttalg in die poröseren Haarspitzen und dient somit als perfekte kostenlose Superpflege.

Wenn man am Abend vor dem Zubettgehen seine Haare bürstet und belüftet, entfernt man neben Schmutzpartikeln gleichzeitig auch die an unseren Haaren anhaftenden schlechten Energien, die sich durch den Tag hindurch angesammelt haben. Diese Belastungen sind in den meisten Fällen die Probleme der anderen, unserer Mitmenschen. Es ist nicht unser Ding, diese mit in unseren Schlaf zu nehmen, wir haben ganz sicher genug eigenes aufzuarbeiten. Ich jedenfalls schon.

Zudem kann das Bürsten eine Streicheleinheit für uns selber sein, vorausgesetzt, wir tun es mit Liebe und Sorgfalt – selbstverständlich mit der geeigneten Haarbürste. Plastik- oder Metallborsten sind absolut nicht geeignet. Ich empfehle Holzborsten oder Wildschweinborsten von hoher Qualität (wie beispielsweise „Calcutta-Wildschweinborsten"), abgestuft, sodass die Borsten auch bis auf die Kopfhaut gelangen und nicht nur über das Haar hinweggleiten.

Bürsten Sie Ihre Haare mit der einen Hand und streichen Sie mit der anderen Hand liebevoll nach – das ist ein Genuss für Leib und Seele. Bürsten Sie nach Lust und Laune in alle Richtungen, unabhängig von Frisur, Haarwuchsrichtung und Scheitel. Und Sie werden spüren, dass sich bei dieser Art des Bürstens Ihre Haare verändern: Der Glanz wird stärker und das Haar zeigt sich in seiner eigentlichen Bewegung.

Haarverlust

Manchmal höre ich als Einwand zum Haarebürsten „Aber da verliere ich doch so viele Haare – und ich habe eh schon so wenige …“

Sehr viele Personen, übrigens Frauen und Männer ungefähr gleich häufig, jedoch mit anders gelagerten Ängsten, kommen zu mir und sorgen sich um den Verlust ihrer Haare – nicht nur beim Bürsten.

In sehr vielen Fällen genügen ein Gespräch und eine Erklärung, was auf ihrem Kopf passiert, und das Problem löst sich von selbst. Eine gute Beziehung zu Ihrem eigenen Haar und ein besseres Verständnis der Vorgänge löst die Angst vor dem Verlust und lässt den Haarausfall auf das Normalmaß zurückgehen. Doch was ist das Normalmaß?

Also fangen wir ganz am Anfang an, nämlich dort, wo das Haar entsteht, bei der Haarwurzel. In der Kopfhaut, genauer gesagt in der Lederhaut, liegt die Haarwurzel. Sie sieht aus wie eine Zwiebel und ist verantwortlich für die Produktion des Haares. In sechs bis acht Jahren arbeitet jede dieser 80.000 bis 120.000 Haarwurzeln sehr intensiv und produziert ununterbrochen das Kopfhaar. Mehr oder weniger schnell wird in dieser Fabrik der aus drei Schichten bestehende Hornfaden produziert.

Nach dieser Produktionszeit von sechs bis acht Jahren gönnen sich die Arbeiter dieser Haarfabrik einen Urlaub und die Produktion wird zu Erholungszwecken eingestellt Die Haarwurzel regeneriert sich innerhalb von etwa drei Monaten. In dieser Zeit fällt das Kopfhaar aus. Ist diese Regenerationszeit abgeschlossen und hat die Haarwurzel wieder genug Kräfte gesammelt, beginnt die Produktion wieder und es entsteht ein neues Haar. So wiederholt sich der natürliche Haarwechsel ein ganzes Leben lang. Es ist für viele Menschen, ja manchmal sogar für sogenannte „Fachleute" erstaunlich zu hören, dass ein täglicher Verlust bis zu 100 Haaren noch ganz normal ist und zu keiner Beunruhigung führen darf.

Aus meiner langjährigen Erfahrung und meinen intensiven Beobachtungen hat sich ergeben, dass jeweils im Frühjahr und im Herbst ein vermehrter Haarausfall stattfindet. Ich nenne dieses Phänomen, ein Überbleibsel der Urzeit, „die Zeit des Fellwechsels". Also kann sich die Menge der ausfallenden Haare innerhalb von zwei bis drei Monaten auf bis zu 150 bis160 Haare pro Tag steigern. Dieser Vorgang wird dann von vielen Menschen mit übersteigerter Aufmerksamkeit wahrgenommen – oft entsteht Angst.

Es trifft sich häufig, dass sich im gleichen Moment bei diesen Menschen das Lebensthema „Loslassen" eine beträchtliche Rolle spielt. Es ist erstaunlich, dass sich beim Hinterfragen solcher Situationen immer wieder deutlich zeigt, dass die Natur uns helfen und zeigen will, was los ist, nur wir können diese „Tipps" oft sehr schlecht oder eben nur falsch einordnen. Es wird meist in diesem Moment mit Entsetzen festgestellt, wie viel Haare sich in der Haarbürste befinden. Auch die Haare, die sich beim Haarewaschen im Ablauf der Waschschüssel befinden, sind mehr geworden. Die ganze Konzentration ist auf die Haare gerichtet die ausgefallen sind. Die Haarpracht, die sich auf dem Kopf befindet, wird vernachlässigt, sie wird nicht mit den nötigen guten Gedanken bedacht. Diese übersteigerte Aufmerksamkeit auf die ausgefallenen Haare kann dazu führen, dass man sich nicht einmal mehr getraut, die Haare zu bürsten oder gar zu waschen, so wird auch die Blutzirkulation nicht mehr unterstützt und gefördert.

Wenn man bedenkt, dass Haare eine sehr starke psychische Bedeutung haben oder haben können, entsteht in dieser Phase des Haarausfalles eigentlich das Drama, denn jetzt nehmen wir den Haarausfall mit unserem Kopf und unseren Gefühlen selbst in die Hand.

Haare haben oft die Aussage von Stärke, wie wir am Beispiel von Samson und Delilah gesehen haben. Das Haar kann aber auch die Aussage von Sanftheit, Fülle und vor allem die Aussage und das Bild der Weiblichkeit darstellen. Kreativität und nicht zuletzt die Sexualität werden oft mit dem Symbol der Haare dargestellt oder sogar kompensiert. Auch die Darstellung von Präsenz, Ästhetik und Schönheit wird mit den Haaren gegen außen demonstriert.

Wenn wir nun bedenken, dass diese Attribute unserem Unterbewusstsein klar sind, manchmal sogar unserem Verstand, entsteht in diesem Moment des Haarausfalls eine große Angst. Genaugenommen eine Verlustangst. Das Drama nimmt seinen Lauf. Angst bewirkt in unserem Körper ein Zusammenziehen, ein Verkrampfen der Muskulatur und der Lederhaut, dort wo sich die Haarwurzeln befinden. In dieser Phase wird die Blutzirkulation gehemmt und stark verringert. Speziell in der Kopfhaut sind diese Vorgänge, Verengung und Verkrampfen, stark ausgeprägt.

Was passiert dabei in der Haarwurzel? Die Haarwurzel ist für ihre tadellose Produktion von Haaren auf eine genügende Nährstoffzufuhr angewiesen. Dies garantiert unter normalen Umständen das Blut als Transportmittel der Nährstoffe.

Durch die Angst, die wegen des vermehrten Haarausfalls aufgekommen ist, und die daraus entstandene Verkrampfung der Kopfhaut und Verengung der Blutbahnen vermindert sich die Nährstoffzufuhr für das Haar. Die Haarwurzel kann nun nicht mehr produzieren und eine Haarwurzel nach der andern stellt die Produktion ein und wartet auf genügend Nachschub an Nährstoffen. Wie in einer Fabrik, die keine Rohstoffe mehr geliefert bekommt, wird den Arbeitern Kurzarbeit aufgebrummt. Vielleicht stehen sie einfach neben ihren Produktionsmaschinen und warten nur, bis wieder Rohmaterial geliefert wird. Dauert dieser Moment des Nachschubnotstands zu lange, so fällt das schon produzierte Haar, das sich im Haarschaft befindet, auch aus, obschon für dieses Haar noch gar kein Haarwechsel vorgesehen wäre.

So kommt es zu einer Angstspirale. Die zusätzlich ausgefallenen Haare mit dem Haarwechsel und den Fellwechselhaaren zusammen ergeben dann eine visuell größere Menge. Sobald dies von unseren Augen und unserem Hirn festgestellt wird, entsteht noch mehr Angst oder Verlustangst.

Dies bedeutet noch mehr Engpässe, weniger Blutzirkulation, weniger Haarproduktion und noch mehr Haarausfall. Dies bedeutet noch mehr Angst, Verlustangst mehr Verkrampfung, noch weniger Nährstoffe, noch weniger Produktion, noch mehr Haarausfall usw. usf. Sie sehen, es ist eine Spirale des Haarausfalls geworden, die wir selber in Schwung bringen. Ich bezeichne diesen Vorgang als „Schwanzbeißeraktion". Diese Spirale dreht sich weiter und weiter, führt zur völligen Verzweiflung und kann bis zu einem Trauma oder einer Psychose führen.

In diesen Momenten greifen die betroffenen Personen nach allen möglichen Tabletten und Wässerchen, die alles versprechen und dann doch nichts halten. Hier wird mit der Angst dieser Personen ein Riesengeschäft gemacht. Ja die Verlustängste werden noch gefördert, um die Leute bei der Stange (Kasse) zu halten. Dabei ist die Lösung des Problems meistens viel einfacher und zudem noch kostenlos.

Ich sehe bei vielen Personen, die zu mir kommen und zum Teil höchst verzweifelt sind, dass eine plötzliche Besserung des Zustandes eintritt, sobald sie begriffen haben (mit dem Kopf), wie diese Vorgänge ablaufen und vernetzt sind. Eine weitere Besserung und Entspannung tritt ein, wenn mit den eigenen Händen gespürt wird, wie schön die Haare nachwachsen (Gefühl).

Denn wenn man mit den Fingerkuppen etwa einen Millimeter über der Kopfhaut gegen die Haarwuchsrichtung streicht, spürt man etwas, das sich anfühlt wie eine Bürste. Dies sind die neu produzierten Haare, die über die Kopfhaut hinauswachsen, sich aber noch nicht biegen können.

Dieses Gefühl des Erspürens, dass da Haare nachwachsen und doch nicht alles verloren ist, gibt neuen Mut und vor allem Entspannung der Situation. Es entspannt sich auch die Kopfhaut und somit kann die Blutzirkulation wieder besser funktionieren, die Nährstoffe können wieder zur Haarwurzel gelangen und die „Fabrik" kann wieder mit der Produktion beginnen. Damit kommt der Haarausfall wieder auf Normalwert und die Situation beruhigt sich.

Eine Massage der Kopfhaut wirkt Wunder, vor allem, wenn sie mit Liebe ausgeführt wird. Auch das Haarebürsten, natürlich mit einer geeigneten Holzbürste oder Wildschweinbürste, ist ein Wundermittel und gleichzeitig eine Streicheleinheit für sich selbst.

Etwas ganz Wichtiges beim Thema Haarausfall: Danken Sie den Haaren, die ausgefallen sind, für die Dienste gegenüber Körper und Seele und zeigen Sie gleichzeitig Freude und Liebe für die Haare, die sich auf dem Kopf befinden.

Meine ganz besonderen Helfer

Bevor ich nun weiterschreibe, möchte ich Ihnen ein „Geheimnis" verraten. Etwas, über das ich sehr selten spreche, das Sie aber wissen müssen, um die nächste Geschichte zu verstehen.

Ab dem Zeitpunkt, als ich mich entschloss, diesen anderen beruflichen Weg zu leben, nämlich das erreichte konventionelle Friseurdasein aufzugeben und zu neuen unbekannten Ufern aufzubrechen, bemerkte ich, dass ich Unterstützung und Begleitung erhielt.

In manchen Situationen, in die ich geriet, die mir so unbekannt und nicht fassbar waren, spürte ich diese Hilfe und Führung direkt körperlich. Da war etwas Sanftes, Starkes hinter mir, also hinter meinem Rücken, das mir half, auf meinen manchmal abenteuerlichen „Haarreisen" weiterzugehen.

Wenn ich in diesen Momenten den Mut fand, dieser Hilfe voll und ganz zu vertrauen, bewegten sich meine Arme und Hände wie von selbst und waren immer zur rechten Zeit am richtigen Ort. Dies geschah ohne Überlegung und bewusstes Steuern von meiner Seite – eine ganz neue Erfahrung in meinem Berufsleben. Dieses Gefühl kannte ich bis dahin nur in Momenten, in denen ich ganz auf mich und meine Umgebung fokussiert in den Bergen unterwegs war und so in meiner Umgebung absolute Sicherheit erlangte.

Wie ich nun mal bin, versuchte ich natürlich sofort herauszufinden, wer oder was da hinter mir stand und in kritischen Momenten die Führung übernahm. Trotz vieler Tricks, die ich anwendete, z. B. mich ganz schnell umzudrehen, war alles vergebens. Das „Etwas“ war immer schneller als ich. Ich stellte nur fest, dass dieses „Etwas“ viel mehr Zusammenhänge wahrnahm und steuerte, als ich mit meinem Hirn überhaupt fähig war zu erfassen.

Diese Intelligenz war unendlich groß, manche Menschen würden es wahrscheinlich Gott, Allah, Buddha, Shiva … oder einfach „das Göttliche“ nennen, was für mich eine Reduktion auf ein Wort oder einen Begriff ist. Ich will diese enorme Intelligenz nicht eingrenzen und sie mit Namen oder Begriffen, die oft mit negativen Klischees behaftet sind, in Verbindung bringen. Ich möchte es auf keinen Fall einschränken. Diese

Intelligenz steht allen Glaubensrichtungen und Ideologien gleichermaßen zur Verfügung.

Die Hilfestellung ist immer da, vor allem, wenn ich sie darum bitte.

Ich bin zur Überzeugung gelangt, dass eine achtsame und liebevolle Art und Weise, mit Haaren und somit mit den dazugehörenden Menschen und Seelen umzugehen und sie wahrzunehmen, ganz im Sinne dieser helfenden sanften Kraft ist.

So suchte ich eine/meine Bezeichnung für dieses großartige „Etwas", eben ohne es auf ein gängiges Wort einzuengen oder zu beschränken. Es musste einfach einzig und alleine für mich stimmig sein. Genauso lasse ich allen Menschen offen, welche Benennung sie verwenden möchten, denn es muss dann wiederum für sie authentisch sein. Das kann nur geschehen, wenn ich auch die Menschen nicht einschränke, ihnen ein System oder eine Linie vorschreibe. Es gibt kein richtig oder falsch.

„Höhere" oder „große Intelligenz" stellte sich für mich als Lösung heraus. Das passte und lässt für mich die Ausdehnung und Entwicklung endlos offen. Manchmal sage ich auch einfach nur „Helfer".

Ich wünsche mir einfach, es könnten alle Menschen einmal dieses großartige und berührende Gefühl erleben, sich so in Sicherheit, geführt und beschützt zu fühlen – ohne Angst oder Bedenken, es könnte etwas schiefgehen. Dann spielt nämlich die „Benennung“ keine große Rolle mehr.

Haareschneiden ohne Haare

Das Wort „schneiden“ bedeutet im Allgemeinen immer „kürzer“ oder „weniger“, also im schlimmsten Fall Verlust. Das muss nicht sein, man kann die Haare auch länger schneiden, ohne Hair Extension. Wie? Das lesen Sie hier:
Etwa zehn Prozent meiner Kunden waren Männer. Dieses Missverhältnis erklärt sich so, dass die Männer einfach viel mehr Zeit brauchen, um sich an etwas so Ungewohntes wie meine Art der Haarbehandlung heranzuwagen. Es war an einem sonnigen Mittwochnachmittag. Den ganzen Tag erlebte ich schon mehrere wunderbare Begegnungen mit meinen Kunden. Nun war in meiner Agenda so ein mutiger Mann eingeschrieben. Ich war gespannt, wer da kommen würde, denn er kam das erste Mal zu mir.

Meine Überraschung war riesengroß als ein großer kräftiger Mann ganz ohne Haare auf dem Kopf am Empfang stand und mir mitteilte, er sei zum Haareschneiden angemeldet.

Sofort suchten meine Augen nach einer versteckten Kamera, denn ich war überzeugt, man wolle mir einen Streich spielen. Doch der Mann, der vom Genfer See angereist war, meinte es ernst und erzählte, dass seine Frau eine Kundin von mir sei. Jedes Mal, wenn sie bei mir gewesen war, wäre sie so glücklich und hätte eine wunderbare Ausstrahlung, die jeweils sehr lange anhalten würde. Das liege aber nicht unbedingt an der Frisur, denn die alleine wäre manchmal auch schon schöner gewesen (technisch gesehen, präzisierte er sich), wenn sie vom Friseur nach Hause gekommen wäre. Also müsse da doch ein anderer Faktor mitspielen, dachte er sich und das möchte er auch gerne einmal selber erleben.

Schon wieder war mir die Fernsehsendung „Verstehen Sie Spaß?" präsent. Doch mein Gefühl siegte über meinen Verstand und ich bemerkte ein echtes Verlangen dieses Mannes, der da vor mir stand. Also bat ich ihn, mit mir in meinen geschützten Raum mitzukommen. Nun kam für mich das rationale Problem, was sollte ich nun tun? Da waren überhaupt keine Haare, nicht einmal ein Flaum von Haaren und ich saß da wie ein Esel vor dem Berg. Verzweifelt suchte ich nach Möglichkeiten, etwas zu sagen oder zu unternehmen. Nichts fiel mir ein. Nur Leere in meinem Kopf.

Nach Hause konnte ich ihn ja nicht schicken, wenn er schon so eine Reise zu mir gemacht hatte, und da war auch noch mein Gefühl, das mir sagte, dass da etwas sehr Wichtiges vor mir liege. Die Stille war fast unerträglich in diesem Raum und ich wurde immer verzweifelter.

Endlich erinnerte ich mich an meine „Helfer". Ich flehte sie stumm an: „Jungs führt mich nun sofort aus dieser Sackgasse heraus."

Der erste Impuls, der folgte, war, mit ihm über Haare zu sprechen. Er erklärte mir eigentlich sehr genau, wie er über seine Haare dachte, die ja nicht vorhanden waren. Und plötzlich führte er seine Handfläche über seinen Schädel und sagte: „Hier ist es tot." Völlig erschrocken und elektrisiert hörte ich seine Worte. „Tot" blieb hängen. Die Zone, über die er strich, als er das aussprach, war das Kronenchakra und für mich gleichbedeutend mit der Verbindung zwischen Himmel und Seele.

Diese Erkenntnis musste ich zuerst einmal verdauen und wieder entstand ein langes Schweigen. Sämtliche Alarmglocken in meinem Hirn schrillten, da muss unbedingt etwas geschehen! Nur eben was? Ich bat erneut meine „Helfer", mir beizustehen.

Wie ferngesteuert ergriff ich meine Schere und meinen Kamm und begann zu schneiden, einfach so, als ob Haare da wären.

Rational gesehen, ein Blödsinn. Aber ich wusste, es muss so geschehen. Ich schob meinen Rationaldenker zur Seite und visualisierte mir, dass da Haare wären. Der Kunde schloss seine Augen und genoss offensichtlich die Berührungen mit dem Kamm und der Schere.

Gut, dass niemand zuschaute, sonst hätte man mich womöglich in die „Klapse" geführt. Ich wurde meinem Ruf als Spinner wieder einmal absolut gerecht. Doch das war mir egal und ich führte meine Arbeit ganz konzentriert fort.

Nach etwa 15 Minuten (gefühlten zwei Stunden) hörte ich das Geräusch, als würden Haare entzweigeschnitten werden, kurz darauf spürte ich auch die Vibration in meinen Händen.

So, nun ist es so weit, ich bin reif für die psychiatrische Klinik, dachte ich. Mein klarer Blick sah nämlich keine Haare auf seinem Kopf. Doch die Erlösung aus meinen Zweifeln folgte postwendend.

Der Kunde öffnete seine Augen und verkündete ganz erleichtert und überglücklich: „Jetzt spüre ich meine Haare." Wir waren so berührt, dass uns beiden die Tränen die Wangen herunterkullerten.

Er hatte seine Verbindung zwischen Himmel und Seele wieder.

Er strich sich nun mit seinen Fingern über seinen Kopf, als hätte er schulterlanges Haar.

Und ich bedankte mich einmal mehr bei meinen Helfern, dass sie mich wieder einmal aus der Verzweiflung und der Sackgasse herausmanövriert hatten.

Später berichtete mir seine Frau, ihr Mann sei seither wie ausgewechselt – glücklich, leicht und offen, nur einen Nachteil hätte es nun für sie. Das Badezimmer sei nun jeden Morgen zehn Minuten länger von ihrem Mann belegt, denn er würde mit viel Liebe und Achtsamkeit seine imaginären Haare bürsten ...

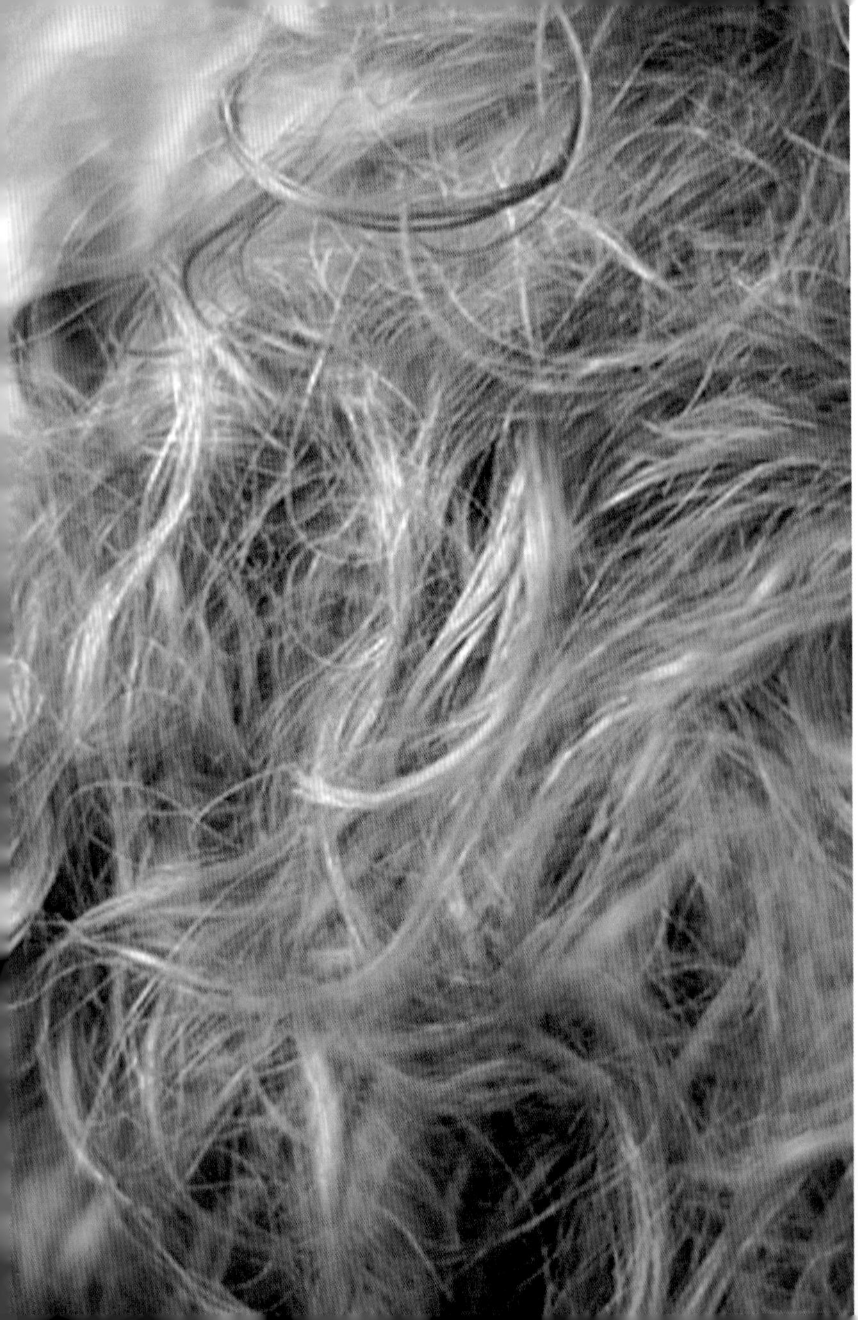

Haarelesen – oder was wünscht der Kunde eigentlich wirklich

Herauszufinden, was der Kunde sich wirklich wünscht, wurde immer mehr zum Thema.

Früher war meist die erste Frage: „Wie geht es Ihnen und was machen wir heute für eine Frisur?“ Wenn die Kundin dann antwortete, hörte man (damit meine ich mich) schon gar nicht mehr richtig zu, denn ich wollte ja hören, dass es dem Kunden gut geht und dass sie mir sagt, ich solle etwas Schönes aus ihr machen. Es heißt ja, der Friseur sei ein Psychologe und sei unter anderem auch da, um sich um die Sorgen seiner Kunden zu kümmern. In Wirklichkeit haben wir selber genug Dinge, die uns beschäftigen, sodass wir über „Small Talk“ selten hinauskommen. Damit möchte ich keinem Friseur zu nahe treten, ich weiß, es gibt auch Ausnahmefriseure und -friseurinnen, aber im ganz normalen Friseuralltag ist es so – und kein Friseur wurde so ausgebildet, dass er zuhören kann, um zu erkennen, was der Kunde wirklich sagen möchte. So ging ich dann meist schnell zur Tagesordnung über, das heißt zur Frisur. Ich fühlte mich jedes Mal geschmeichelt, wenn die Kundin es mir überließ, ihr eine schöne Frisur zu „machen". Ich war ja schließlich der, der wusste, was Mode war und was zu ihrer Gesichtsform passte. Ich war ja nicht vergebens so bemüht, gute Kontakte mit der Crème de la Crème der Frisurenmodebranche zu pflegen. Mit anderen Worten: So wurde mein Ego gepflegt und das hatte es damals sehr nötig. Ganz rational betrachtet, wollte diese Kundin mir nur die Verantwortung übergeben, dass alles gut herauskommt und sie danach schön aussieht.

Oft kamen Kunden mit einem Bild und sagten, dass sie so eine Frisur haben wollten – damals kränkte mich das, denn ich wollte ja nichts kopieren (obschon das ein Leichtes gewesen wäre – hatte ich das ja in meiner Lehrzeit bis zum Umfallen geübt), sondern ich wollte derjenige sein, der wusste, was gut für den Kunden war. Erst nach meiner „Wende" suchte ich nach Möglichkeiten herauszufinden, was der Kunde mir mit diesem Bild aussagen wollte. Es war ja etwas, was er wollte, das heißt, was jetzt gerade fehlte.

Wenn ich nun versuchte, das Gesicht des Modells auf diesem Bild abzudecken, und die Kundin fragte, was ihr an dieser Frisur ganz besonders gefalle, stellte sich oft heraus, dass die

Frisur als solche gar nicht gefiel. Aber warum bringt sie mir dann dieses Bild, stellte ich mir die Frage. Warum gerade dieses Bild? Es gäbe doch Millionen anderer Beispiele. Und wir hatten im Geschäft stapelweise von diesen sündhaft teuren Hochglanz-Frisurenbüchern, bei denen die allermeisten Fotos getürkt und bis aufs Äußerste retuschiert waren.

Es war also nicht die Frisur, die sie bewog, dieses Bild mitzubringen. Aber was dann?

Nach intensivem Nach- und Hinterfragen stellte sich heraus, dass die Kundin nicht die Frisur auf diesem Bild wollte, sondern das Gefühl, das dieses Bild ausstrahlte. Sie brachte dieses eine Bild mit, weil sie der Meinung war, dass ihr das Gefühl, welches dieses Bild ausstrahlte, fehlt. Oft war es nur die Hintergrundfarbe, die dieses Gefühl erzeugte, das ihr fehlte. Die Kundin möchte also etwas kompensieren, etwas das sie vermisst.

Es gibt auch die Möglichkeit, dass die Kundin mit diesem Bild nach außen etwas darstellen möchte, dass sie das Gefühl hat, dass diese Aussage an ihr nicht oder zu wenig wahrgenommen wird. Hier wird meist zu extremen Formen, Farben oder Accessoires gegriffen, sodass es unmöglich ist, sie zu übersehen und nicht zu beachten.

Dieses Gefühl herauszufinden, das, was den Kunden im Moment fehlte, nannte ich dann Haarelesen.

Beim Haarelesen brauchen wir sehr viele Informationen, um zu dem Gefühl zu gelangen, das wir dann auf dem Kopf der Kundin kreieren. Schon beim Zusammentragen dieser Informationen erkennt die Kundin sich selbst und sie merkt sofort, wo ihre Geschichten und Themen sind. Mein Anteil an diesem Vorgang war nur, diese Kundin auf diesem ihrem Weg zu unterstützen und nicht in Versuchung zu kommen, mir während des Zusammentragens der Informationen ein Urteil zu bilden. Die Kunst ist es eben, sich kein Urteil zu bilden! In unserer Gesellschaft geht es oft darum, sich möglichst schnell von jemandem ein Bild zu machen und es dann sofort in eine Schublade zu stecken.

Ein genaues Beobachten der Kundin half mir, weitere Informationen zusammenzutragen. Wie spricht sie über ihr Haar, wie berührt sie ihre Haare, denn genauso berührt sie sich selbst. Es gab Personen, die konnten ihr Haar überhaupt nicht liebevoll berühren.

Es zeigte sich als sehr wichtig, die verschiedenen Haarstrukturen auf dem Kopf wahrzunehmen und zu schauen, auf welchen Kopfzonen sich das Haar wie bewegt. Wo hatte es mehr oder weniger Widerstand? Dies hatte meist die Aussage, wo auf diesem psychischen Speicher am meisten abgelagert war. Wenn ich mir dessen bewusst war, konnten wir gemeinsam, die Kundin und ich, einiges von diesen alten Geschichten, die nicht mehr benötigt wurden, „aufräumen und entsorgen". Ganz wichtig war für mich, so achtsam zu sein, dass die Kundin es war, die entschied, was noch benötigt wurde und was entsorgt werden durfte. Sie hatte so die Möglichkeit, Belastungen und alte Muster aufzulösen und diese loszulassen.

In diesem Moment der gegenseitigen Achtsamkeit und absoluten respektvollen Begegnung begann das „Heilwerden" beim Haareschneiden. Als ich mich das das erste Mal sagen hörte, erschrak ich selber vor meinen Worten, dabei ist das das Normalste und Einfachste der Welt. Das hatte mir bereits Mauro, der Heiler aus den Philippinen, erklärt.

Ich versuchte, festzustellen, wie das funktioniert. Schon wieder war ich mit einem Thema „schwanger". Es brauchte lange, bis ich für mich eine Antwort fand.

Ich bin überzeugt, so wie mir das mein Homöopath erklärt hat, dass Krankheit einen psychischen Ursprung hat. Das bewirkt eine Störung des Energieflusses in unserem Körper, also Blockaden auf den Organen. Jetzt war ich in der privilegierten Position, beim Haareschneiden diese Störungen ganzheitlich anzugehen. Natürlich immer nur mit der Hilfe und

Bereitschaft der Kunden. Mit dem Bewusstsein des psychischen Speichers des Haares können wir das Ursprungsmuster der Energieblockade auflösen und loslassen. Über den Haarnerv, dann über die Meridiane und Akupunkturpunkte gelingt es, mit der feinen Vibration, die beim Entzweischneiden des Haares entsteht, Blockaden auf dem entsprechenden Organ aufzuweichen und sogar aufzuheben. So kommt der Energiekreislauf wieder ins Fließen.

Aber Achtung! Das habe ich vom Mauro dem Heiler ganz deutlich gesagt und gezeigt bekommen: Nicht ich (der Friseur) bin es, der heilt!

Wenn ich bescheiden und demütig bin und es auch bleibe, darf ich das Werkzeug einer größeren Intelligenz sein und dieser Seele und dem Körper den Impuls geben, sich selber zu heilen.

Als mir das bewusst wurde, was wir eigentlich wirklich beim Haareschneiden machen und was für eine riesengroße Verantwortung wir haben, musste ich zuerst wieder einmal auf Trekkingtour gehen und ein paar Wochen für mich alleine sein. Denn noch gab es ganz wenige Personen, bei denen ich mich getraute, von solchen Dingen zu sprechen.

Immer und immer wieder stellte ich mir die Frage: Was ist meine Aufgabe in diesem Leben? Auf einem Felsturm bei der Refuge de Paliri auf dem GR20 (Grande Randonnée 20) auf Korsika wurde mir schlagartig klar, dass das Weiterentwickeln und Perfektionieren dieser speziellen Art von Haareschneiden meine Berufung ist. Denn mir wurden alle diese speziellen Fähigkeiten, die es dazu braucht, im Überfluss mit auf meinen Weg gegeben. Ich wusste bis zu dem Punkt, als ich die Haare neu entdeckte, nichts damit anzufangen. Ich probierte immer, all das zu verdrängen. Jetzt war sonnenklar, dass es darum ging, dieses Geschenk, das ich hier erleben, entdecken und erforschen durfte, nicht für mich selber zu behalten, sondern an andere weiterzugeben. Dessen bewusst zu werden, auf diesem Felsen mit Blick übers Meer, war einfach überwältigend. So kann man auf dieser Welt etwas bewegen, am idealsten natürlich mit anderen Menschen, am liebsten mit anderen Friseuren zusammen.

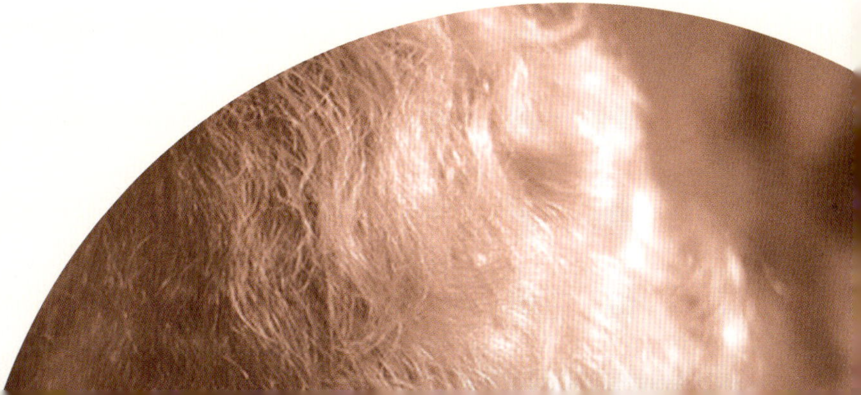

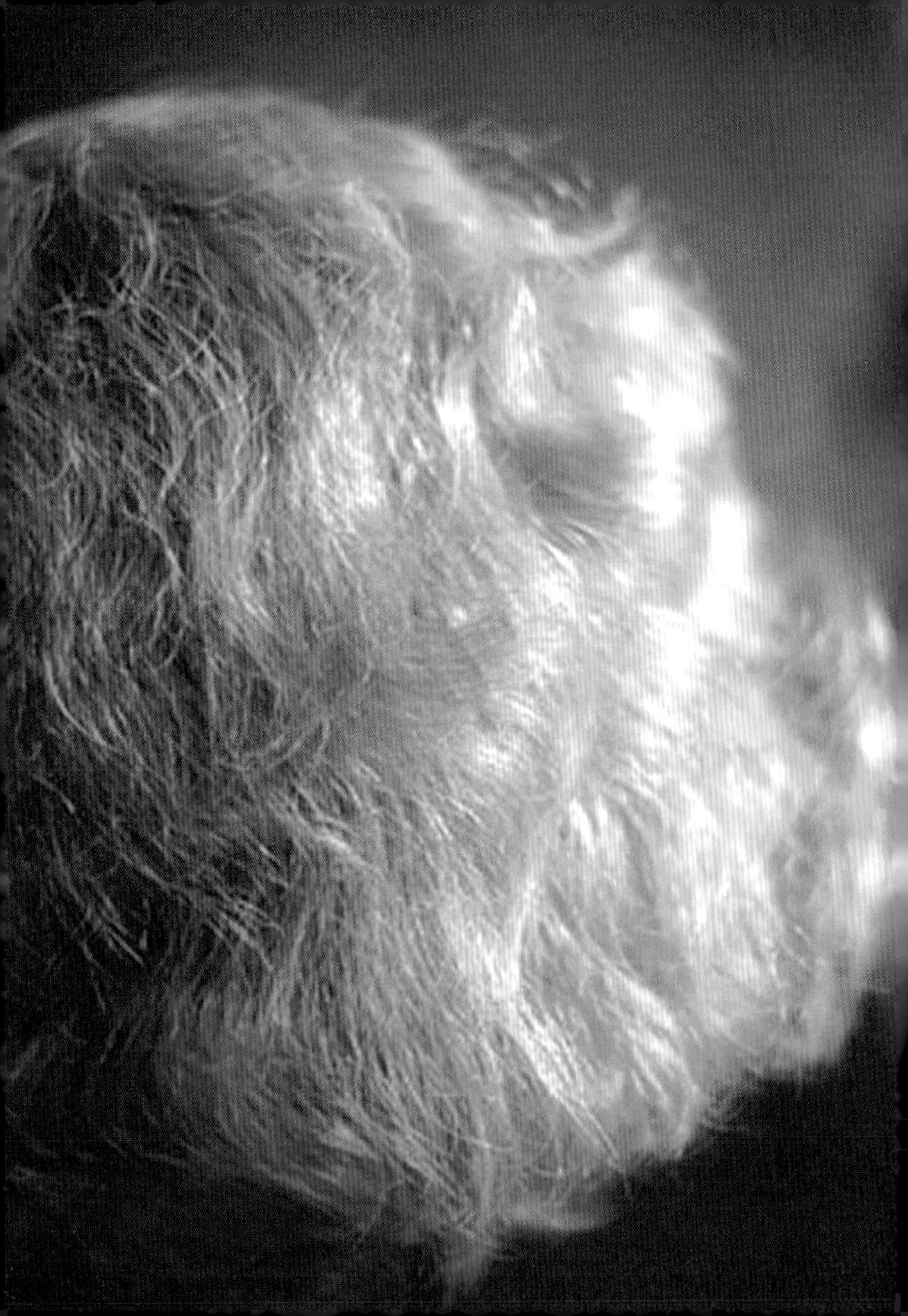

Traumvorstellung / Vision

So entstand meine Traumvorstellung:

Ich möchte bewirken, dass jeder Friseur sich bewusst ist, dass er, wenn er Haare in seinen Händen hält, einen Menschen, ja sogar eine Seele in Händen hält. Wäre dies der Fall, würde es unmöglich, die Haare so zu vergewaltigen, wie es heute im Friseurgeschäft oft noch üblich ist. Denke man nur an die chemischen und physischen Eingriffe zu Strukturveränderungen des Haares, an all die Belastungen des Körpers durch die Produkte, die da zur Umsatzsteigerung auf den Kopf geschmiert werden und die dann durch die Kapillarität in unseren Blutkreislauf und so in jede Zelle unseres Körpers gelangen. Daran mag man gar nicht denken.

Ich bin mir bewusst, das ist Provokation und die heilige oder noch besser scheinheilige Haarkosmetikindustrie mit ihren Milliardenumsätzen schätzt meine Äußerungen gar nicht. Es wurde mir auch schon des Öfteren gesagt, ich sei ein Nestbeschmutzer. Das ist mir heute egal, jedes Mal, wenn ich auf solchen Widerstand treffe, weiß ich, dass ich auf dem richtigen Weg bin, denn ich drücke auf den wunden Punkt.

Doch weiter in meiner Geschichte.

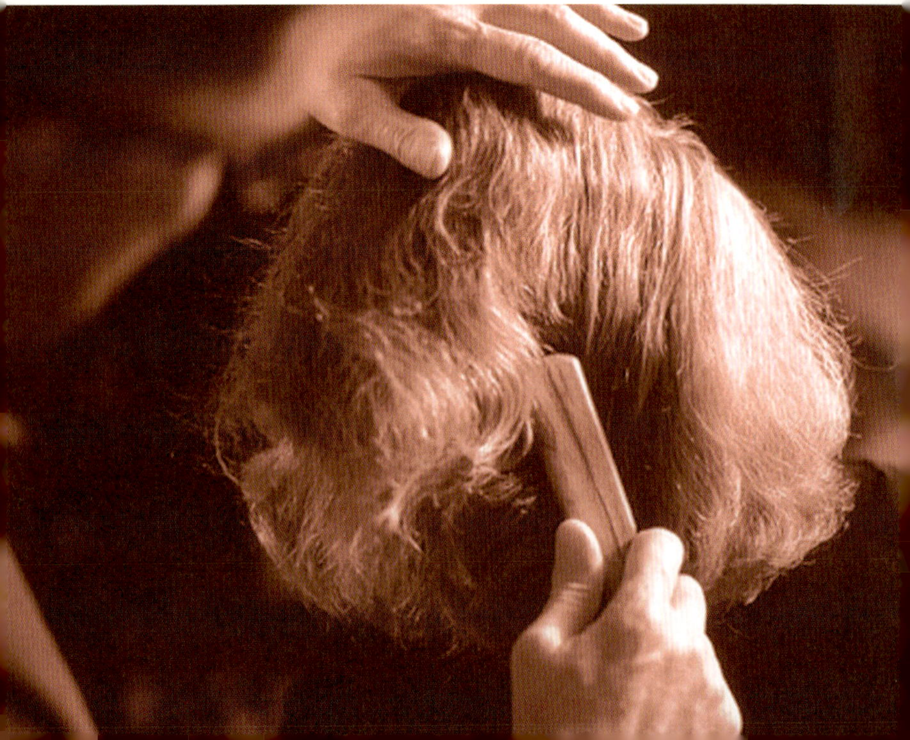

Ich liebe Haare und die Menschen, die dazugehören

Es war im Frühling des Jahres 2000, da bekam ich eine Einladung von Marion Alemeier zu einem Treffen in Köln mit Friseuren, die nicht in der Norm seien. Super, nicht in der Norm, das passte zu mir und so sagte ich zu. Auf diese Weise konnte ich wieder einmal beruflich zur „Weiterbildung“ ins Ausland, ja sogar nach Europa. Wir waren da fünf Personen und jeder erzählte von seinem Tun und Wirken. Ich merkte schnell, dass es mir schwerfiel zu formulieren, was ich genau tat oder besser lebte. Also war es an der Zeit, darüber nachzudenken und zu einer konkreten Berufsbeschreibung zu kommen.

Sie müssen entschuldigen, aber es ist mir bis heute noch nicht gelungen! :-)

Meine Berufung ist mittlerweile so vielfältig und es sind noch so viele interessante Gebiete zu erforschen, dass es keine definitive Benennung gibt.

Eines ist mir ganz klar: Ich liebe einfach Haare und die Menschen, die dazugehören.

Und das ist die Grundlage, die Haare und die Menschen zu „öffnen". Jedenfalls ist das meine Zugangsmöglichkeit.

Es war am Abend des ersten Treffens in Köln, da beschlossen wir, einmal praktisch zusammenzuarbeiten. Das war der Anfang einer Freundschaft mit Kurt Kuchler aus München, die noch heute besteht. Für mich war es zu Beginn schwierig zu verstehen, wie er über Haare sprach, doch als ich ihn schneiden sah, war mir klar, dass wir so verschieden sind, dass wir uns schon wieder ähnlich waren. Er konnte Haare öffnen – aber aus einer ganz anderen Richtung als ich. Und doch kamen wir zu ähnlichen Wirkungen. Mein Zugang zum Kunden war einfach komplett anders.

Ich versuchte mit dem Haarelesen herauszufinden, wie das Gefühl auf dem Kopf noch optimiert werden könnte, und mit dem Kunden zusammen konstruierten wir einen Raum dazu, sodass der Kunde diesen benutzen konnte, wenn die Zeit und die Umstände in seiner Lebenssituation gegeben waren.

So konnte sich das Potenzial, das da in diesem Menschen verborgen schlummerte, sich entwickeln und entfalten und sich nach außen zeigen.

Kurt und ich hatten noch ungefähr 15 Minuten Zeit, bevor unser jeweiliger Zug abfuhr, und wir standen trotz Kälte und Nieselregen auf dem Bahnhofplatz von Köln. Das Gespräch, das wir dort führten, war so tief und intensiv. Es war uns beiden sonnenklar, dass es die Bestimmung der großen Intelligenz ist, dass wir beide uns intensiv weiter zusammen austauschen und Haare schneiden. Die Weiterentwicklung von uns beiden war gesichert. Von da an verbrachten wir unendlich viele Stunden mit Haareschneiden und Argumentieren über das, was wir taten.

Kurts präzise Fragen und Herausforderungen, die oft sehr heftig waren, zwangen mich immer wieder zu ergründen, wie und wieso ich etwas anders wahrnahm als er. Diese Diskussionen zogen sich oft bis weit in die Nächte hinein und trotz vorzüglichem Speisen und dem dazu passenden Wein kamen wir nur selten zu einem gemeinsamen Schluss. Da blieb immer etwas offen für das nächste Treffen. Und hie und da passierten geniale Highlights.

So entdeckten wir zum Beispiel, dass, wenn wir uns ganz auf die Haare eines Menschen, zum Teil nur auf eine Partie des

Haares, konzentrierten und somit die Aufmerksamkeit und Konzentration der Kundin auf den gleichen Punkt lenkten (sie war ja nicht durch einen unnötigen Spiegel von sich abgelenkt), sich plötzlich die Struktur, der Glanz und die Dynamik des Haares veränderten, ohne dass wir das Haar berührt, geschweige denn geschnitten hatten. So konnten Haare z. B. durch stärkeres Locken kürzer erscheinen.

Heute weiß ich, dass das nur möglich ist, wenn das Locken, Anlocken oder Verlocken in der Lebenssituation der Kundin Platz hat. Damals war ich absolut fasziniert von dieser Änderung ohne Berührung. Da war in mir die vage Idee geboren, ohne Schere Haare zu verändern (schneiden). Zu der Zeit war das ein sehr gewagter Gedankenblitz und es kamen noch viele andere im ersten Moment verrückte Ideen dazu.

Wenn Sie mögen, können Sie einem unserer Zwiegespräche am Ende des Buches lesend lauschen (siehe Seite 149 ff).

Experimentieren und Perfektionieren

Meine Frau Monika machte in dieser Zeit während ihrer Ausbildung zur medizinischen Masseurin, Bekanntschaft mit der Farbtherapie. Auch mich interessierte das und speziell die Farbpunktur faszinierte mich – insbesondere die Idee, ich könnte auch beim Haareschneiden diese Farben einbeziehen, denn das Haar bleibt nach dem Entzweischneiden noch eine Weile offen, bis es sich selber wieder „versiegelt". In dieser Zeit könnte ich doch mit den entsprechenden Farben durch das Haar direkt auf die Meridiane und somit auf die Akupunkturpunkte einwirken. So öffnete sich für mich ein weiterer Forschungsraum. Aber wie sollte ich das anstellen? Den Raum mit den entsprechenden Farben zu beleuchten, stellte sich als zu wenig effizient heraus. Also kam eine andere Idee: Von meinen Bergtouren besaß ich eine Halogenstirnlampe. Aus farbigen Plastikfolien schnitt ich mir passende Farbfilter. Die Stirnlampe auf der Stirn, Farbfolie auf die Linse geklebt, so schnitt ich Haare. Glücklicherweise hatte ich damals einen in seiner Wahrnehmung hochsensiblen Freund, der sich als Versuchskaninchen zur Verfügung stellte. Das Ganze sah so komisch und futuristisch aus. Normale Kunden hätten sich wohl geschüttelt vor Lachen. Doch es war mein voller Ernst, da Erfahrungen zu sammeln. Kurz zusammengefasst war dieser Versuch nicht nur sehr aufwendig und kompliziert, nein, er taugte auch nicht viel.

Als Nächstes versuchte ich, eine Farbe während des Schneidens zu visualisieren, was mir aber nicht gelang. Ich konnte mir in diesen Momenten nicht vorstellen, wie ein grünes Kleeblatt aussieht. Nach langem Nachdenken wurde mir dann endlich klar, dass alles, was ich da versuchte, über meinen Willen geschah. Vom Haareschneiden her wusste ich jedoch, dass ich mich vom Haar und der „großen Intelligenz" führen lassen musste. Die Kapazität unseres Hirns reicht nicht, um all diese Zusammenhänge zu begreifen. So versuchte ich, mich einfach zu konzentrieren, nichts zu wollen und mich vom Haar führen lassen. Plötzlich schloss ich ungewollt meine Augen und schnitt weiter. Im „Normalfall" höchst gefährlich, würde man sagen. Aber im selben Moment sah ich meine Hände innen an meinen Augenlidern, wie auf einer Leinwand, wie sie mit einer enormen Leichtigkeit durch das Haar glitten. Zu meinem Erstaunen war es nicht ein Schwarz-Weiß-Film, der da ablief sondern meine imaginären Hände wechselten je nach Kopfpartie die Farbe von selbst. Nach etwa einer halben Stunde tauchten wir beide aus diesem tranceähnlichen Zustand wieder auf und waren sehr erstaunt, dass sich mein Freund bestens fühlte, viel leichter und beweglicher als vor dem Schneiden – und der Haarschnitt war trotz meiner geschlossenen Augen perfekt. Die Rückmeldung nach drei Wochen war, ich hätte ihm noch nie einen so guten Haarschnitt gemacht. Selbst für mich war das sehr erstaunlich und dies zeigte mir einmal mehr, dass es da noch sehr viel zu entdecken gab und ich erst an der Schwelle dieser großartigen Kunst des bewussten Haareschneidens stand.

Meine Wahrnehmung über all meine Sinne wurde immer feiner und sensibler. So mochte ich nicht einmal mehr die leise Meditationsmusik im Hintergrund, denn ich wollte den Rhythmus des Atems des Kunden hören, denn dieser gab mir oft das Tempo meiner Tätigkeit vor.

Nun war klar, dass unbedingt mit dem Haartrockner etwas geschehen musste, denn ich brauchte zum Trocknen der letzten Feuchtigkeit im Haar nur meine Hände und ein wenig warme Luft. Rundbürsten und dergleichen verbannte ich aus meinem Geschäft, denn wenn man das Haar mitwirken lässt, dann kommt das Ergebnis erstklassig heraus und es hält dann auch lange und zwar aus eigener Kraft.

Ein normaler Haartrockner erzeugt ein sehr starkes elektromagnetisches Feld und das beeinflusst nach dem Haarschnitt den nun ruhig fließenden Energiefluss um den Kopf. Das kann man mit Kirlianfotografie perfekt darstellen. Wenn die durch den Propeller verwirbelte Luft nervös auf das Haar trifft und zusätzlich das elektromagnetische Feld des Haartrockners dazukommt, dann wird das ruhige Fließen um den Kopf des Kunden gestört. Also musste ich, wie so oft in meinem Leben, etwas Neues erfinden, denn auf dem Markt gab es nichts. Ich suchte als Erstes nach einer Turbine, also nicht einen Propeller. Eine Turbine schaufelt Luft in einen Schlauch und bringt somit Luft ruhig zum Fließen. Die Turbine installierte ich im Keller, so hatte ich kein störendes elektromagnetisches Feld im Raum und der Lärm war auch verschwunden. Ich brauchte nur noch eine Heizung einzubauen, sodass die Luft erwärmt wurde, deren Menge ich mit einem Dimmer regulieren konnte. Idealmenge war 110 Liter Luft pro Minute, getestet mit einem 110 Liter Kehrichtsack und einer Stoppuhr. Alle diese Zutaten fand ich in einer Fabrik, die Druckereimaschinen herstellte. Die Schläuche waren vom Bauhaus und das Endstück von einem ausgedienten Staubsauger. Alles ein wenig gebastelt, aber es funktionierte und erfüllte meine Ansprüche. Übrigens waren die Kunden hell begeistert.

Ich entwickelte auch ein Shampoo ohne Emulgator und Stabilisator, was mich viele schlaflose Nächte kostete. Es kam sogar so weit, dass ich mir einen Feuerlöscher anschaffte, weil die „Trocknungsanlage", die aus ausgedienten Kunststoffbehältern gebastelt war, abbrannte und unser Haus eine Woche lang streng nach Plastik roch. Meine Familie war überhaupt nicht begeistert und alle schüttelten nur den Kopf. Der Spruch meiner Tochter war: „Das sind die Spinnerideen meines Vaters." Doch nach langem Tüfteln träumte ich eines Nachts die Lösung. Entgegen allen Absagen und der Aussage „geht nicht" der Haarkosmetikhersteller gelang es mir, meine Idee umzusetzen. Nur nicht nachgeben und wenn nötig mit dem Kopf durch die Wand, war oft meine Devise. Die Herstellung des aus gemahlenen Kräutern bestehenden Shampoos war dann aber so aufwendig, dass ich die Produktion aufgab, denn da ich während des Tages mit Haareschneiden voll ausgelastet war, blieb nur noch die Nachtschicht – und das war einfach zu anstrengend. Um gut arbeiten zu können, brauchte ich meinen Schlaf.

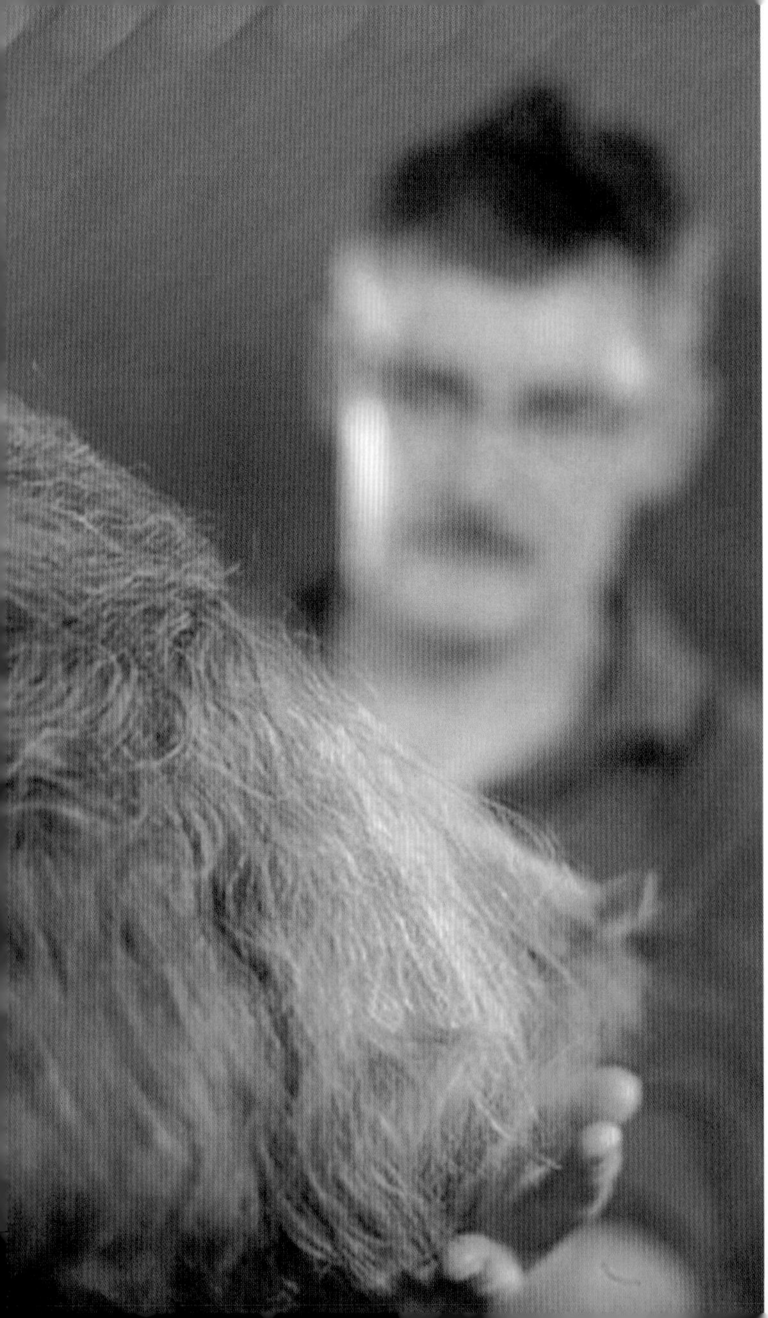

Ausgebucht

Meine Art, den Haaren und Menschen zu begegnen, sprach sich sehr schnell herum. Es kam so weit, dass ich ein Jahr im voraus ausgebucht war, obwohl die Kunden dank der Tatsache, dass der Schnitt mit den Haaren mitwuchs, nur alle drei bis fünf Monate zum Haareschneiden kamen.

Ich hütete mich, irgendwelche Reklame zu machen oder Interviews für Zeitungen zu geben, denn sonst wurden wir wieder von einer Welle von Telefonanrufen überschwemmt. Die Kunden kamen aus ganz Europa: Paris, Wien, München, Rom, Hamburg usw. nach Bümpliz, einem kleinen Kaff in der Nähe von Bern, um endlich das zu bekommen, was sie sich schon immer gewünscht hatten.

Es ist doch unglaublich, dass ein solches Potenzial an Kunden und deren Bedürfnisse einfach über Jahre, ja Jahrzehnte verdrängt und nicht beachtet wurde. Die Nachfrage nach einer solchen Dienstleistung, die ich anbot, war einfach riesengroß, da sich viele Kunden eine derartige Begegnung und ein solches achtsames Berührtwerden schon ewig lange gewünscht hatten. So viele Kunden scheuen den Gang zum Friseur oder meiden ihn gänzlich, weil sie die „Verletzungen“ oder „achtlosen Übergriffe“ satt haben. Sie lassen sich ihre Haare lieber von einer Freundin schneiden, die zwar keine Ahnung von Haareschneiden hat, aber ihnen das volle Vertrauen, die nötige Achtsamkeit, Zeit und liebevolle Zuwendung schenkt. Es wird ihnen so nicht die Vorstellung des Friseur, die sowieso immer die „beste“, aktuellste und „schönste“ ist, auf ihren Kopf gezaubert.

So – oder ähnlich – läuft das Haarelesen ab

(Tipps für Friseure)

Es ist mir immer wichtig, dass das Haarelesen in einem geschützten Raum stattfindet, in dem sich die Kundin und ich selbst natürlich auch sicher und wohl fühlen. Eine warme und entspannende Einrichtung ist hier sehr hilfreich.

Ich bat die Kundin, sich zwei Tage vor ihrem Termin die Haare nicht zu waschen, denn so sieht man den natürlichen Fall des Haares besser. Das brauchte für einen großen Teil der Kunden eine große Überwindung – nach dem Motto: Ich kann doch nicht mit schmutzigen Haaren … Dabei ist „das" am Haaransatz kein Schmutz, sondern die allerbeste Pflege für das Haar, und dazu noch gratis. Allerdings sieht unsere Gesellschaft das etwas anders und wir wurden ja auch schon von Mutti so erzogen …

Ist die Kundin in meinem Raum, setzt sie sich auf den Bedienungsstuhl, der stabilen Halt und eine angenehme Sitzposition bietet. Das heißt, ihr Oberkörper ist aufrecht. Der Winkel von Oberkörper zu Oberschenkel beträgt 90 Grad, ebenso der Winkel zwischen Oberschenkel und Unterschenkel. Vom Förster habe ich mir aus dem Stamm einer Tanne Scheiben schneiden lassen. So sind die Füße der Kundin auch im rechten Winkel auf dem Holz platziert und somit gut geerdet.

Falls die Schuhe der Kundinnen zu hohe Absätze aufweisen, müssen die Schuhe draußen bleiben. Doch die meisten Kundinnen ziehen ihre Schuhe vor dem Betreten meines Raumes freiwillig aus. Für die kältere Jahreszeit nähte ich Kissen und füllte sie mit Kirschensteinen. Im Backofen aufgewärmt halten sie die Füße während des Haareschneidens schön wohlig warm.

Zum Haarelesen sitze ich immer frontal auf Augenhöhe zur Kundin auf einem einfachen Hocker.

Nun beginne ich Informationen zu sammeln.

Zuerst über meine Augen: Wie stellt sich das Haar dar? Wo glänzt es, wo nicht, wo ist es gewellt, wie viel Spannkraft hat es und an welchen Stellen? Wie teilen sich die Wirbel? Wie ist die Qualität der Haare?

Dann beobachte ich auch, wie die Kundin sich mit ihren Händen in ihr eigenes Haar fährt, das sagt mir viel, wie sich die Kundin selber berührt, denn so, wie sie mit ihren Haaren umgeht, so ist der Umgang mit sich selbst.

Mit meinen Ohren höre ich ihr genau zu, wie sie über ihr Haar spricht, denn so, wie sie über ihre Haare denkt, so sind sie auch. Es ist mir wichtig wahrzunehmen, was für eine Beziehung sie zu ihren Haaren hat. Da die Haare ein gleichwertiger Teil von uns sind, sagt diese Wahrnehmung viel aus über die Beziehung zu sich selbst. Falls diese Beziehung nicht optimal ist, besteht meine Arbeit primär darin, diese Beziehung zu optimieren.

Ich spreche die Kundin oft auch direkt an, wie sie ihr Haar im Moment wahrnimmt und spürt. Da sie keinen Spiegel zur Verfügung haben, schließen die meisten Kunden in diesem Moment die Augen und versuchen, ihr Haar einmal nicht nur über ihre Augen wahrzunehmen. Doch das Gefühl zu beschreiben, fällt am Anfang oft schwer, denn wir sind durch unsere Gewohnheit, alles visuell wahrzunehmen und auch zu beschreiben, im ersten Moment irritiert. Wenn ich dann allerdings ein wenig Unterstützung gebe, geht das meist sehr rasch besser. Oft sprudelt es dann nur so aus den Kunden heraus, wo sich das Haar schwer anfühlt, wo leicht und luftig.

Falls die Kunden zuerst Bilder beschreiben, lasse ich sie ausreden, bedanke mich für die gelieferten Bilder und hake dann nach, dass wir nun probieren werden, die Gefühle zu erklären.

All diese Informationen sammle ich, ohne zwischendurch ein Urteil zu bilden, denn nur so kann in mir ein Gefühl entstehen, wie es sich in der Kundin anfühlt, und somit kann ich erkennen, wie ihr Gefühl auf ihrem Kopf optimiert werden könnte. Sobald das für mich klar ist, frage ich die Kundin, wie sich nach ihrer Vorstellung ihr „Traumgefühl" auf ihrem Kopf darstellen und anfühlen würde. Und ich beschreibe eine Zusammenfassung meines Gefühls, wie es sich noch besser auf ihrem Kopf anfühlen könnte.

Spätestens in diesem Moment kommt die Aussage der Kundin, genau das hätte sie ihrem Friseur immer wieder gesagt, doch der hätte sie nie richtig verstanden.

Diese Zeit des Haarelesens dient gleichzeitig dazu, ein absolutes Vertrauensverhältnis zwischen uns zweien entstehen zu lassen.

Es verging ein knappes Jahr. Im Wonnemonat Mai bekam ich Post, eine Karte, auf der mit goldenen Lettern stand: Wir haben geheiratet!

Es war genau die Kundin, von der ich glaubte, sie mit meinem direkten Vorgehen verscheucht zu haben. Welch Freude. Später lernte ich ihren Mann dann persönlich kennen. Er war genau der Typ, den sie sich zum Glücklichsein ersehnt hatte. Durch ihre authentische Ausstrahlung ermöglichte sie diesem Mann, sie endlich anzusprechen, denn er kannte sie schon lange, hatte aber nicht den Mut, auf sie zuzugehen, denn mit ihrer ehemaligen Ausstrahlung, befürchtete er, eine Abfuhr zu erhalten. Übrigens, sie sind heute noch glücklich verheiratet.

Das war dann für mich wieder einmal ein ganz deutliches Zeichen, dass ich auf dem richtigen Weg war, zwar nicht als Partnervermittler, aber mit meiner Überzeugung, dass es optimal ist, die Menschen innen und außen gleich schön wirken zu lassen. Das heißt, authentisch innen und außen die gleiche Sprache zu sprechen, die gleiche Schwingung auszustrahlen, um Missverständnisse zu vermeiden.

Mit meinem Wissen ins Ausland

Es häuften sich die Nachfragen von anderen Friseuren nach meinen Erfahrungen und meinen Erkenntnissen. So stand ich eines Abends um 21 Uhr am Flughafen von Dresden. Mich erwarteten am nächsten Tag neun Naturfriseurinnen aus Dresden und Umgebung zu einem Seminar. Mir war diese wunderschöne Stadt damals noch völlig unbekannt, die Mauer war in meiner Vorstellung erst kürzlich gefallen und ich erwartete eine von den DDR-Zeiten geprägte Stadt. Was sich blitzschnell als absolut falsche Vorstellung herausstellen sollte.

Eigentlich hatte ich vor, vom Flughafen aus die S-Bahn in die Stadt zu nehmen, doch dann entschied ich mich spontan für ein Taxi. Mein Koffer war im Kofferraum verladen und ich zeigte dem Taxifahrer meine Zieladresse. Er nickte und fuhr dann Richtung Stadt. Schnell stellte er fest, dass ich ein Ausländer, ja sogar Nichteuropäer war. Er ließ mich die Freundlichkeit und Gastfreundschaft der Dresdener spüren.

Vielleicht war es auch nur die Aussicht auf die Extrakilometer, denn er wollte mir unbedingt die Stadt und ihre Sehenswürdigkeiten zeigen. Er erklärte mir sogar mit Jahreszahlen viele dieser eindrücklichen Bauten und vertraute mir einige Insiderinformationen an. Nur – mein Problem war, dass ich nur „Bahnhof verstand“, weil er in einem ursächsischen Dialekt sprach. Dies war für mich auch nach mehrmaligem Nachfragen unverständlich. Aber nett war er. So wie die meisten Menschen, die ich in Dresden kennenlernen durfte.

Nach der Taxifahrt hatte ich ein riesengroßes Problem: Wenn ich mir vorstellte, dass am nächsten Tag alle meine Schüler so sprechen würden wie mein liebenswürdiger Taxifahrer, könnte ich meine Sachen gleich wieder packen und abreisen. Doch glücklicherweise kam alles ganz anders.

Die Freundlichkeit blieb. Die neun Naturfriseurinnen hatten Erbarmen mit mir und wechselten auf Hochdeutsch. Für mich als Berner immer noch eine Fremdsprache, aber immerhin viel verständlicher als der Dialekt.

Das Seminar fand im Geschäft von Barbara Gerhardt statt. Obwohl das Wort „Geschäft“ der falsche Ausdruck ist. Es ist eigentlich ein umfunktioniertes Wohnzimmer mit Couch, Klavier, einem kleinen Sekretär als Kassenmöbel und zwei Bedienungsplätzen. Sehr gemütlich und familiär. Ich kam am

Morgen über eine kleine von Ranken bewachsene Treppe zur Tür herein, es klingelte ganz leise und ich fühle mich von der ersten Sekunde an zu Hause. Barbara empfing mich so herzlich, als würden wir uns schon ewig kennen. Da wusste ich, hier bin ich am richtigen Ort. Der Arbeitsraum ist nicht sehr groß und ich fragte mich, wo die Seminarteilnehmerinnen plus Modelle Platz fänden. Barbara hat aber noch eine große Küche mit einem dementsprechenden Tisch. Jede der Schülerinnen brachte etwas selber Gekochtes mit. So traf man sich zwischen dem praktischen Arbeiten am Modell in der Küche. Diese erwies sich als vorzüglicher Ort zum Austausch. Ich ernährte mich die ganzen Tage von gesunder Gemüsesuppe und dem von mir sooo geliebten Streuselkuchen mit Schokoladenguss. Mein Platz war ein alter abgewetzter Ledersessel in einer Ecke der Küche, von dem aus ich den besten Überblick hatte und sofort merkte, wer wo Unterstützung brauchte.

Da ich die Zusammenarbeit von konventionellen Friseurinnen von früher her kannte, die zusammengefasst oft sehr schwierig war, erstaunte es mich, ja, ich war völlig überrascht, dass diese Gruppe so homogen war und nie ein Funken Neid, Missgunst und Eifersucht auftauchte. Mit einer enormen Offenheit teilten sie ihre Hochs, aber auch ihre Tiefs und halfen einander weiter auf ihrem Weg. Es war für mich ein unbezahlbares Geschenk diese einzelnen Frauen über mittlerweile neun Jahre begleiten zu dürfen und beobachten zu können, wie jede dieser Personen ihren ganz persönlichen und authentischen Weg gegangen ist. Die Verbindung zu Dresden ließ mich nicht mehr los.

Mittlerweile ist auch Barbaras Sohn Uwe mit von der Partie und ergänzt uns mit seinem genialen Spürsinn und seiner extrem fein gefächerten Wahrnehmung. Ich durfte von ihm schon einiges lernen.

Diese Seminare an verschiedenen Orten fanden immer übers Wochenende statt. Am Dienstagmorgen stand ich jeweils wieder in meinem Geschäft in Bümpliz und war ausgebucht. Im Innersten wusste ich aber genau, dass das, was ich in Sachen Haare erleben und erforschen durfte, nur ein Geschenk war, das nicht zum Bei-mir-Behalten gedacht war, sondern zum An-andere-Weitergeben. Ich war einfach im richtigen Moment in der richtigen „Verfassung“ am richtigen Ort.

Ich hatte alles, was ich mir nur wünschen konnte.

Das Echo auf meine Arbeit war riesengroß, ich hatte enormen Erfolg. Unser Briefkasten war immer voller Dankesbriefe, in denen meine Kunden mitteilten, dass sie endlich das gefunden hätten, was sie schon immer gesucht hätten: so wahrgenommen zu werden, wie sie eben sind. Dass sie und ihr Haar endlich mit Achtsamkeit und Liebe berührt wurden.

Meine Frau Monika, der ich die Briefe und Karten immer zuerst zum Lesen gab, meinte oft: „Schon wieder ein Liebesbrief!“ Mein Ego war bestens gepflegt und genährt, ohne dass ich mich im Speziellen dafür anstrengte. Die Kasse war immer gut gefüllt, sodass ich jederzeit genug Geld hatte, um meine manchmal extremen Haarideen zu erfüllen. Mein Umsatz war höher als damals mit 14 Bedienungsplätzen und komplett ohne Personalprobleme.

Natürlich ging das alles nur gut, weil meine Frau mir den Rücken frei hielt. Dafür bin ich ihr noch heute sehr dankbar. Es ging mir also einfach gut und wir waren rundum zufrieden.

Es zeigten sich sogar „Suchterscheinungen“: Am Morgen konnte ich es jeweils kaum erwarten, wieder einen Tag lang solche wunderbaren Begegnungen einzugehen.

So verschwand meine eigentliche Berufung, nämlich das Weitergeben meines Wissens und meiner Erfahrungen aus meinem Fokus. Warum sollte ich schon wieder alles riskieren und unser Leben erneut auf den Kopf stellen, das heißt von vorne beginnen? Weg vom Stuhl rein ins Seminarleben? Das Leben einfach zu genießen und mich von Erkenntnis zu Erkenntnis treiben zu lassen, war zu verlockend. Mein Gedanke war, ich lasse jetzt einfach das Seminarwesen so parallel wachsen und steige dann gelegentlich um.

Das war für meine Helfer zu wenig – schlagartige Wende

Eines Tages oder besser gesagt in der Nacht zum 12. August 2007 setzten mir die „Große Intelligenz“ und meine Helfer, wie ich sie nannte, ein einschneidendes Zeichen. Mich traf wortwörtlich der Schlag.

Mit Verdacht auf einen Hirnschlag wurde ich mit der Ambulanz in einem Höllentempo, Gott sei Dank war es nachts um halb zwei, ins Inselspital in Bern eingeliefert. Mich empfing eine Task-Force, die auf Hirnschlagpatienten spezialisiert war. In Windeseile ging es ab in den Schockraum. Ich war zu jedem Zeitpunkt hellwach und realisierte alles um mich herum.

Ich machte mir so meine Gedanken und verstand die ganze Aufregung gar nicht. Alle sprachen von Hirnschlag, doch für mich, der ich mich nie mit diesem Thema beschäftigt hatte, bestand mein Problem nur darin, dass ich mein linkes Bein und meinen linken Arm nicht bewegen konnte. „Ich habe doch kein Problem mit meinem Hirn", dachte ich. Auf dem Monitor an meiner rechten Seite beobachtete ich, wie man eine Sonde von meiner Leiste aus in mein Hirn manövrierte, um dort, wie ich viel später erfuhr, Blutverdünner an den Ort des Verschlusses zu spritzen. Ich hatte Glück, der diensthabende Arzt, er hatte eine tiefe beruhigende Stimme, hatte in dieser Nacht auch eine ruhige Hand, wie er mir auf meine Frage versicherte. Ein anderer Arzt sprach mit meiner Frau, die im gleichen Raum dauernd anwesend war und für mich so quasi die Kontrolle und Organisation übernahm.

Auf die Frage von Monika, wie es um mich stehe, antwortete der Arzt: „Ihr Mann hat in den nächsten drei Tagen eine Überlebenschance von 50 Prozent." In meinem scheinbar lädierten Hirn widerhallte es immer wieder 50 Prozent, 50 Prozent. Das bewirkte in mir ein Wachrütteln.

Wenn ein Arzt diese Aussage macht, muss wohl etwas Ernsthafteres vorliegen. Man kennt ja diese Aussagen von den Krimis im Dienstagabendprogramm. Nur eben: Es war nicht Dienstag!

Der nächste Gedanke war analytisch, wenn ein Arzt aussagt 50 Prozent, sind bei Martin Burri 100 Prozent möglich!

Für was hätte ich mich sonst in den letzten 20 Jahren so intensiv mit Haaren beschäftigt? Ich kann doch jetzt nicht einfach davonschweben und all die Visionen und Ideen, wie ich die Friseurwelt verändern könnte, unerledigt zurücklassen!

Ich habe sowieso das Gefühl, dass ich schon seit einigen Leben immer mit dem Thema „Haare" unterwegs bin. Ich will dies nun in diesem Leben auf den Punkt bringen. Das waren so meine Gedankengänge auf dem kalten unbequemen Behandlungstisch mit all den piepsenden und blinkenden Instrumenten. Ich war einfach froh, als ich merkte, dass Monika in meiner Nähe war – und später auch unsere Töchter.

Von diesem Moment an habe ich meine ganze Konzentration darauf gelenkt, dass ich überlebe.

Den Hirnschlag akzeptierte ich immer noch nicht.

Nach einem Tag im Krankenzimmer hatte ich immer noch den Eindruck, das sei alles nicht real und nur ein Traum von der schlechteren Sorte. Aber dieser Irrtum wird sich bald einmal aufklären, dachte ich, und ein Arzt wird kommen und zu mir sagen: „Wir haben uns geirrt, Sie können morgen wieder nach Hause."

Denkste. Verdrängen ist wohl der Überlebensmechanismus der Seele.

Es dauerte sehr lange Zeit, bis ich realisierte und auch körperlich wahrnahm, dass meine linke Körperhälfte nicht mehr meinen Befehlen gehorchte. Sie war nicht einmal mehr wahrnehmbar. Es fühlte sich wie eine offene Fleischwunde an, nur ohne Schmerzen. Und schon hatte ich wieder etwas dazugelernt: Genau so muss es vielen Menschen mit ihren Haaren ergehen, wenn sie keine gute Beziehung zu ihrem Haar haben. Wie beispielsweise eine Aussage, die ich in meinem Geschäft immer wieder hörte: „Ich habe ja nur so feine Härchen, mit denen kann ich nichts anfangen, und mein Friseur erst recht nicht."

Noch immer war unser Geschäft in Bümpliz kein Thema für mich, ich fragte nicht einmal Monika danach, wenn sie mich nach der Arbeit im Spital besuchte. Monika und meine Töchter hatten unterdessen mit allen Kunden, die sich zum Haareschneiden angemeldet hatten, telefoniert oder ihnen schriftlich mitgeteilt, dass ich bis auf Weiteres nicht arbeiten könnte. Das war ein generalstabsmäßiger Großaufwand, denn es waren sehr viele Menschen, die auf mich warteten. Die Anteilnahme war riesengroß, die Briefe, Karten und Glücksbringer füllten Ordner. Doch ich war nicht in der Lage, sie zu lesen, es belastete meine Psyche zu stark.

Auch mit den lieb gemeinten Besuchen in der Reha hatte ich so meine Probleme. Es war mir nur möglich, mich mit einer Einzelperson vis-à-vis zu unterhalten. Meine Konzentrationsfähigkeit war zu gering für zwei Menschen gleichzeitig.

So vergingen ein paar Wochen und diese ewige Müdigkeit nervte mich. Alles ging mir wieder einmal zu langsam. Und doch wurde ich gezwungen, Geduld zu üben. Das war hart.

Ein sonniger Herbsttag „draußen" und auf meinem Stundenplan stand Logopädie „drinnen". Die Logopädin wollte herausfinden, ob mein Sprachvermögen bei diesem Hirnschlag beeinträchtigt worden war. Auf ihre Frage, was ich vorher gearbeitet hätte, musste ich einen Moment nachdenken. Doch dann sprudelte es aus mir heraus. Gott sei Dank, es war nichts vergessen oder sogar ausgelöscht wie bei anderen Patienten. Die ganzen Begegnungen mit meinen Kunden waren wie auf einen Schlag wieder präsent. Sofort waren auch wieder meine Begeisterung und Leidenschaft in mir. Sogar meine Logopädin konnte ich für meine Sache begeistern, sie hatte übrigens wunderbar gewelltes und beeindruckend interessantes Haar.

In diesem Augenblick waren auch unser Geschäft und die Kunden wieder in meinem Bewusstsein. Offenbar war der Moment gekommen, wo klar war, dass ich tatsächlich überlebt hatte. Es gab von da an nur noch einen Gedanken: Ich muss so schnell wie nur möglich wieder zurück, um Haare zu schneiden. Da gab es jedoch ein Problem: Mein linker Arm, die dazugehörende Hand und die Finger ließen sich nicht bewegen, geschweige denn koordinieren. In der Ergotherapie übte ich wie besessen daran, dass die Feinmotorik wieder zurückkommen sollte.

Alle meine Therapeutinnen und Therapeuten waren so etwas von perfekt, denn sie lebten ihre Arbeit, wie ich vorher meine Arbeit beim Haareschneiden. Sie unterstützten mich täglich von Neuem und machten mir immer wieder Mut. Mit meiner Lieblingsergotherapeutin Karin schloss ich einen Deal ab. Sobald ich wieder Haareschneiden würde, wollte ich ihr unter einer uralten Rotbuche im Klinikpark ihre Haare schneiden. Leider konnte ich diesen Deal bis heute nicht einlösen.

Je mehr ich mit meinem Willen mit meiner linken Hand übte, desto verkrampfter wurde sie. Die Spastik wurde immer stärker. Erfolge stellten sich nicht ein und das im Gegensatz zu meinem linken Bein – mit dem feierte ich fast jeden Tag einen kleinen Erfolg. In den langen Nächten versuchte ich mental und in Gedanken, die Finger zu bewegen. Der nahe gelegene Glockenturm gab mir den Rhythmus vor. Eine Viertelstunde mentales Training „Bing“, eine Viertelstunde Ruhe und Entspannung „Bing, Bing“. Doch es tat sich nichts, außer dass mir die Nachtschwester eine Schlaftablette verpasste und mich ermahnte, mich doch endlich zu ergeben und zu schlafen, denn morgen sei auch noch ein Tag. Da sie eine resolute Frau mit einem Gewuschel von Haaren auf dem Kopf war, gab ich dann meistens nach, denn sie sah im Taschenlampenlicht recht furchteinflößend aus.

Was nun?

Eines Tages musste ich einsehen, dass da mit Willen nichts zu machen war. Ich musste eine neue Strategie entwickeln. Sobald ich den Gedanken aufgab, mit aller Gewalt zum Haareschneiden zurückzukehren, entspannte sich meine linke Hand wie von selbst. Die Spastik löste sich, doch die Feinmotorik kam nicht zurück.

Mir war nun klar, dass mir all das etwas sagen sollte. Wenn ich nicht zum Haareschneiden zurückkehren könnte, was dann? Eines Nachts, ich glaube es war eine Vollmondnacht, die besagte Nachtschwester hatte frei, zählte ich einmal zusammen, was mir geblieben war. Ich konnte wieder einigermaßen gehen und die Aussichten, mich in diesem Bereich stark zu steigern, lagen gut. Ich konnte gut sprechen, hatte nichts vergessen und hatte Mut, ein neues Leben zu gestalten. Auch meine Nächsten waren bereit, mitzuhelfen. Das war eine ganze Menge im Vergleich zu anderen Patienten, die mit mir in der Reha waren.

Ich stellte mir bildlich vor, diese „Zutaten“, die mir geblieben waren und noch eine Prise Hoffnung in einen Beutel zu geben, zu schütteln und daraus etwas Neues zu gestalten.

Es ging ein Ruck durch mich hindurch, als mir klar wurde, dass die große Intelligenz mir genau das gelassen hatte, um mein Wissen und meine Erfahrungen, die ich in den letzten zwanzig Jahren sammeln und erleben durfte, an interessierte Fachleute, die ihren alternativen Weg im Friseurberuf suchen, und an Kunden weiterzugeben – also meine Berufung zu leben.

Die Ehefrau eines anderen Betroffenen half mir, ein Konzept zu erstellen. Für sie war das ein Kinderspiel, es war ein Teil ihres Berufes. Für mich war es ein Geschenk, sie an meiner Seite zu wissen, denn genau das war nicht meine Stärke. Meine Visionen in ein Konzept zu bringen, war mir noch nie gelungen. Ich passte mein Leben lang nie in ein Muster. Das mussten dann auch meine Neuropsychologen nach langem Ankämpfen einsehen: Burri ist einfach anders als alle anderen und reagiert nicht so, wie es in ihren Lehrbüchern steht. Kurz: „Er ist nicht therapierbar“, dies war ihr endgültiger Befund.

Alle ihre Warnungen, ich würde mich überschätzen, ich sei zu positiv, zu motiviert, schlug ich kurzerhand in den Wind – ich wollte es einfach ausprobieren. Ohne Grund wurde ich ja nicht zu meiner eigentlichen Berufung hingeführt. Und wenn es so wäre, würden mich meine „Helfer“ jetzt nicht im Stich lassen. Je klarer das Konzept wurde, desto mehr Kraft und innerer Antrieb keimten in mir auf.

Für mich wurden neue Ziele greifbar. Mein Leben sollte offenbar neu gestaltet werden und einen anderen Sinn und Inhalt bekommen. So einfach, wie es jetzt hier zu lesen ist, war es nun aber nicht. Es gab immer wieder Rückschläge und Tiefs im Reha-Alltag. Und als ob sie es gespürt hätten, waren genau zur richtigen Zeit immer unsere echten Freunde zur Stelle, überbrückten mit aufmunternden Worten oder nur durch ihre Anwesenheit diese schwierigen Momente.

Die neuen konkreten Ziele und Aufgaben vor Augen zu haben, motivierte mich, sodass auch das schwerste und langweiligste Training auszuhalten war.

Ein halbes Jahr nach der Reha begleitete mich meine Frau Monika bei meinem ersten Seminar in Deutschland, zur Sicherheit, denn die Neuropsychologen hatten mich im Unterbewusstsein schon ein wenig verunsichert. Doch das erste Seminar in Dresden zu geben, war die perfekte Entscheidung. Bei Barbara und den „Mädels“ fühlte ich mich so sicher und wohl, dass mir gar nichts geschehen konnte. Nach meiner Rückkehr nach Bern musste ich diesen Sieg natürlich sofort den Psychologen mitteilen, ein wenig Provokation und

Schadenfreude war schon dabei, das muss ich zugeben – aber es tat gut.

Von da an reiste ich mit der Bahn und dem Flugzeug alleine. Das war gut für mein Selbstvertrauen. In der Folge bekam ich Engagements, um Vorträge im In- und Ausland zu halten. Es machte mir richtig Spaß, zu reisen und suchende Friseure anzuspornen, diesen alternativen Weg zu gehen.

Meine Selbstständigkeit kam immer mehr zurück – zuerst das Fahrradfahren, natürlich nicht mit meinem geliebten Carbon Rennrad, sondern mit einem Liegedreirad, das ich umbauen ließ, sodass ich die Schaltung und die Bremse rechts hatte. Ein Jahr später fuhr ich mit Monika von Basel nach Amsterdam, das war jedenfalls die Zielvorlage. Das schlechte Wetter mit acht Tagen ununterbrochenem Regen von morgens bis abends bewog mich, in Köln Monika von dieser Tortur zu erlösen, die jeden Abend mit Sand und Matsch vollgespritzt gewesen war, und wieder mit der Bahn nach Hause zu fahren. Ich selbst wollte mir einfach beweisen, dass das für mich möglich war. Es fiel mir schwer, aufzugeben. Doch ich habe mir gesagt, dass ich zurückkehre.

Als Nächstes erhielt ich meinen Führerschein wieder zurück, jedoch erst nach bestandener Prüfung. Diese bereitete mir einigen Stress, da ich mich seit gut vierzig Jahren selber nie mehr in einer Prüfungssituation befunden hatte. Doch ich schaffte es und fahre seither stolz mit meinem Wohnmobil durch die Welt. Sogar Monika hat Vertrauen zu meinen Fahrkünsten und sitzt ruhig auf dem Beifahrersitz.

Doch eines habe ich gelernt: Ich achte seither peinlichst genau auf meine Konzentrationsfähigkeit und Müdigkeit. Beim kleinsten Anzeichen unterbreche ich und ruhe mich aus. Die Batterie ist im Vergleich zu früher schneller ausgepowert. Doch genau das habe ich ja intensiv geübt und die Grenzen neu ausgelotet.

Wenn ich jetzt (2014) so zurückschaue, habe ich heute mehr Lebensqualität, obwohl ich weniger Möglichkeiten zur Verfügung habe. Oft bewundern mich die Menschen, denen ich begegne. Doch für mich ist es wie selbstverständlich, dass ich alle nur erdenklichen Möglichkeiten nutze, die mir geblieben sind. Denn es gibt einige Gründe, warum ich überlebt habe, denn ich wollte UNBEDINGT:

mein Wissen weitergeben,
dieses Buch schreiben,
das Leben genießen,
Anregungen geben,
neue alternative Perspektiven eröffnen und
Einblick geben in ein außergewöhnliches Leben jenseits der Norm.

Ausschnitte aus einem Zwiegespräch mit Kurt Kuchler

Zwei „atypische" Friseure, Kurt Kuchler = KK und Martin Burri = MB, sprechen über ihre Art der Haarbegegnung und -betrachtung.
Das Gespräch wurde von der Verlegerin Cornelia Linder aufgezeichnet und in Teilen für dieses Buch übernommen.

MB

Du kennst ja meine intensive und besondere Beziehung zur Natur da hatte ich dann die Eingebung: Die Funktion der Natur ist gleich der auf dem Kopf! Und dann kam der Zugang zu dem Menschen, zum Haar – die Verbindung zwischen Himmel und Seele (= Haar). Es war der Zugang zur Seele. Dann war es nicht mehr der Kunde, der da war, sondern da sitzt eine Seele. Wie geht man damit um? Mit Achtsamkeit, und die war einfach da.

KK

Ja, du kannst bei den Kunden etwas auslösen, das eine Bereicherung für den anderen ist. Weil zwischen euch eine Begegnung stattfindet – eine Entdeckungsreise, bei der die Kunden sich selber zeigen müssen und nicht was abliefern müssen, damit der Friseur beeindruckt von ihnen ist. Ich habe es selbst erlebt: Kundinnen beginnen zu weinen wegen ihrer Berührtheit, wenn du sprichst und arbeitest. Bewegt über deine Berührung. Es ist deine Begegnungsform über Sprache. Du kannst es differenzieren, dass der Kunde selbst wahrnehmen kann: Was passiert in mir? Es geht um das, was bei mir da oben auf dem Kopf IST, und nicht darum, was der Kunde denkt, was er da oben HAT.

MB

Man berührt einander ja so nah – da passiert das automatisch.
Wichtig ist, dass es KEIN System gibt. Ziel ist es, niemanden jemals in ein System zu bringen. Sonst funktioniert es nicht mehr. Es muss ganz offen sein. Jeder Friseur, der sich entschließt, in diese Richtung zu gehen, sein Arbeitsleben in diese Richtung auszurichten, sollte die Grundzusammenhänge wissen, wie die Haare mit dem Körper und der Seele zusammenhängen und -arbeiten – und dann ist es die Aufgabe eines jeden Einzelnen,

seine Werkzeuge, die er mitbekommen hat fürs Leben, dort einzusetzen und sein Eigenes daraus zu machen. Kein System – sondern individuell – so fühle ich mich als Kunde gesehen in meiner Eigenart!!!

KK

Das ist was ganz Originelles, dass du fragst: Wie fühlst du dein Haar?

MB

Und wenn dann als Antwort kommt: „Ich fühle nichts" – das ist bei Menschen, die ganz schlechte Erfahrungen gemacht haben mit ihren Haaren, die ziehen sich zurück aus dem Haar – wie eine Schnecke in ihr Häuschen – dann fühlst du außen nichts mehr. Diese Menschen fühlen ihre Haare wirklich nicht mehr. Sie können nicht sagen: Da ist es schwer oder da ist es leicht. Es ist wie abgeschnitten.
Dann geht es darum, ihnen einen Raum zu schaffen, einen Raum zu konstruieren auf dem Kopf und sie rauszulocken, ihnen die Hand bieten und mit ihnen da rauszugehen, um ein neues Haarerlebnis zu erleben. Die alten Muster zu löschen und ein neues Erlebnis mit ihren Haaren zu erleben, das als neues positives Muster behalten werden kann.

KK

Ich hab keinen Zugang zu den Haaren: Es ist wie es ist. Dann fangen wir damit an, dass es „nicht“ ist, also kein Gefühl dafür da ist. Damit gebe ich Raum. Das ist die Entdeckungsreise. Ich kann es auslösen, dass der Kunde die Wahrnehmung hat: Da ist ein Raum da.

MB

Und wenn es ihm gefällt in diesem Raum, dann bleibt er da. Und dann sind die Haare wieder belebt und du siehst visuell, wie sie anfangen zu glänzen. Die Dynamik nimmt zu und die Haare sind wie belebt.

KK

Mein Können ist es, die Verbindung zum Kopf zu bringen. Im trockenen Zustand anfangen, um es gleich so zu machen, wie das Haar es will. Dann geht der Haar-Raum auf. Arbeite ich mit dem Haar im Zweidimensionalen oder komme ich in den Raum rein, sodass das Haar sich gesehen gefühlt hat.
Haarausfall – Schuppen – das geht alles weg! Poröse Haare sind nicht das Problem. Man muss sie nicht abschneiden oder behandeln. Sie werden integriert und dann auf einmal strahlen die Haare.

MB

Sie werden von innen nach außen gepflegt. Mit Eigenliebe kann der Kunde ins Haar hineinschlüpfen und die Haare von innen her pflegen. Und dann strahlen sie außen. Wenn ich innen anfange zu strahlen – wenn meine Seele strahlt, dann strahlen die Haare, denn sie sind ein Spiegel der Seele.

Wenn ein Kunde bereit ist, gleich viel von sich in die Arbeit hineinzugeben, dann helfe ich mit. Dann ist es ein gleiches Geben und Nehmen – eine Bereicherung für beide – dann macht es Spaß. Wenn jemand nur konsumieren will, dann gehen wir besser zusammen spazieren, da haben wir beide mehr davon.

„Problem“haare: Schuppen, Haarausfall, Schuppenflechte, Ekzem, Spliss … All das vergeht, wenn der Mensch von innen her den Kontakt zu seinem Haar bekommt und den Auslöser (Grund) für diesen Missstand erkennt.

Jeder Mensch hat diese Pflege in sich. Gratis. Er muss nur den Anstoß bekommen, diese Pflege anzuwenden. Ich gehe mit diesem Menschen und zeige ihm, wie es funktionieren könnte. Ich will ihn selbstständig machen, dass er das Mittel jederzeit wieder zu Hause findet – in sich. Nicht dass er wieder zu mir kommen muss.

Nehmen wir z. B. Schuppen: Wenn ich mit diesem Menschen an den Ursprung gehe, wo diese Schuppen entstanden sind, kommt es meistens so, dass da was passiert

ist, und der Mensch meint, er müsse sich schützen und quasi eine zweite Haut bilden, um sich zu schützen. Aber wenn wir zum Ursprung dieses Schützens gehen, zu dieser Verletzung, kann es sein, dass die Schuppen von einem Tag zum anderen weg sind. Das kann gefördert werden, indem man die Haare bürstet und die Blutzirkulation fördert, wenn man seine Ernährung ausgewogen gestaltet – natürlich und gesund – das unterstützt die Selbstheilungskräfte. Wir können dem Körper, dieser Seele den Impuls geben, dass er sich selber heilen kann.
Wenn das Haar glänzt – hast du wahrscheinlich auch Glanz in dir.
Wenn es lockig ist und Sprungkraft hat – hast Du wahrscheinlich auch Sprungkraft in dir.
Bei Spliss kann es gut sein, dass diese Person, wie Spliss uns sinnbildlich vor Augen führt, vor einer „Weggabelung" in ihrem Leben steht. Ist die Entscheidung nach links oder rechts gefällt oder nur schon erkannt, ist Spliss kein Thema mehr.

KK

Es gibt kein „gesundes" Haar – es geht um lebendig! Und um etwas ändern zu können, muss ich an die Ursache kommen.

MB

Ja. Wir müssen die Auswirkungen am Ursprung packen. Es ist z. B. eine Blockade im Körper – der Körper zeigt Symptome – der Ursprung ist psychischer Art und dieser ist im Haar abgelagert. Beim Haareschneiden habe ich die Möglichkeit, diesen Ursprung zu entfernen. Mit der Kundin zusammen, denn sie entscheidet, ob ich das wegnehmen kann oder nicht. Wir arbeiten auf zwei Ebenen gleichzeitig – auf der psychischen und der physischen. Gleichzeitig kann man mit Vibration diese Blockade auf dem Organ so zum Schwingen bringen, dass sie sich auflöst.

KK

Genau das ist das Besondere bei dir – deine Art mit den Kunden zu sein – auch die Pausen sind da wichtig, wenn du fragst: Wie fühlst du das? Was spürst du da? Und wie ist es jetzt?

MB

Berührung und Berührtwerden. Das ist Liebe. Und die Kundin findet das dann in jeder Phase ihres Lebens bei sich selbst wieder – sie kann es jederzeit wieder bei sich selbst entdecken – es geht von alleine weiter, weil sich innen was verändert hat. Das ist Selbstständigkeit bei den Kunden.

KK

Es geht nicht um die Machart, sondern um die Inspiration. Es gibt in jedem Menschen einen Punkt, wo Schönheit auftaucht. Und wir machen alle dasselbe – nur jeder hat eine andere Steckdose oder einen anderen Zugang.

MB

Als Friseur habe ich versucht, ein Bild auf dem Kopf zu kreieren – und nachher habe ich probiert, ein Gefühl und Träume auf dem Kopf zu kreieren, damit du die Räume nutzen kannst, wenn du möchtest. Das Bild stimmt zum Schluss genauso.
Auch in der Begegnung hat sich viel verändert. Früher war es eine Abfertigung. Jetzt bleibt diese Begegnung haften. Neulich war ich auf dem Markt und habe plötzlich etwas gerochen – ich kannte den Geruch – und das war eine Kundin, die habe ich zum letzten Mal vor Jahren gesehen. Die Begegnung damals war so tief – ich konnte sagen, wie sich das Haar anfühlt. Es geht nicht so schnell vorbei. Es ist sofort präsent. Die Düfte sind anders – nicht mehr beißend, sondern natürlich. Du riechst wie du bist – nicht künstlich sondern authentisch.
Das kann man leider nicht über Skype und Telefon und auch nicht im Buch erfahren.

Das Haar als Schlüssel zur Seele
(von Silke Hohmuth)

Zum Schluss möchte ich noch einen Bericht mit Ihnen teilen, den Silke Hohmuth verfasst hat – und ich danke ihr von Herzen für die Erlaubnis, diesen Text zu drucken.

> Gestern habe ich ein ganz besonderes Geschenk erhalten, für das ich sehr dankbar bin …, so dankbar, dass ich es teilen möchte: Ich war Modell bei einem Seminar über energetische Haarschnitte.
> Mein Gott, was für ein Geschenk! Im Prinzip ist es tiefe Seelenarbeit über die Haare – ich weiß gar nicht, ob man das „laut" sagen darf. Jeder empfindet es sicher auch anders.
> Meine Haare gehörten in der Vergangenheit für mich immer zu dem Teil meines Körpers, der großen Optimierungsbedarf hat: zu dünn, graue Haare, zu gerade, zu kurz, zu fettig, zu wenig Volumen … Die Liste könnte ich endlos fortführen. Nein, ich gehöre nicht zu den

Frauen, die mit einer Traummähne gesegnet sind. Und meine beiden Kinder haben richtig tolle Haare – das Leben ist „ungerecht" ... Mir steht auch keine Kurzhaarfrisur – wobei ich noch nicht mal den Mut haben würde, es zu probieren. Ich wollte immer lange Haare, schon als Kind – und durfte es nie bzw. jetzt sind sie halt, „wie sie sind".

Die Friseure der Vergangenheit haben immer geschaut, wie man mit meinem „Material" das Optimale herausholen kann, und haben dann noch häufig irgendwelche Moden und neue Styles an mir ausprobiert. Pony und Locken und keine Ahnung was noch alles …

Haarschneiden war für mich schlimmer als Frauenarzt und Zahnarzt auf einmal. Kritisch habe ich jede Handlung der Friseure im Spiegel beobachtet – bin oft direkt vom Friseur nach Hause gefahren und habe Haare gewaschen, ich wollte nicht so frisiert aussehen. Mit der Zeit fand ich Friseure, mit denen es mir besser ging, aber wirklich entspannt und voller Genuss war ich immer noch nicht, weil immer noch Haare „geschnitten" wurden (und ich will doch lange Haare).

Gestern habe ich Martin Burri kennenlernen dürfen. Ein Herz von einem Menschen – ein Schweizer, der nach einem Hirnschlag im Jahr 2007 nicht mehr selbst Haare schneidet (oder nur noch selten), sondern sein Wissen rund um die Zusammenhänge von Haar, Körper und

Seele weitergibt. Wie ist dein Haaransatz, wie sind deine Wirbel, was sagst du selbst über deine Haare – was sagt das über dich aus …
Ich habe ihn nur zwei Stunden erleben dürfen – während eine Teilnehmerin (am dritten Tag ihres Workshops) mir die Haare „geschnitten" hat. Das „Geschnitten" steht in Anführungsstrichen, weil eigentlich kaum geschnitten wurde. Es wurde berührt, gestreichelt, gebürstet … mit viel Zeit und vor allem mit ganz, ganz viel Liebe.

Es flossen viele Tränen. Bei mir, als ich aus meiner Kindheit erzählte, wie ich immer kurzes Haar haben „musste", immer wie ein Junge aussah. Sogar Themen meiner Mama kamen hoch – die lange Locken hatte, und dass die Oma aber damals in den 50er-Jahren keine Zeit hatte, sie ihr zu bürsten. Es ging nur schnell-schnell – irgendwann wurden die Haare abgeschnitten.
Aber auch bei den Kursteilnehmern flossen Tränchen – sie haben gesehen und gespürt, was bei dem „Haarschnitt" passierte. Tiefes Annehmen, tiefe Heilung. Ja, es war ein „heiliges Ritual" – ich hab zu ihnen gesagt: „Ihr heilt die Seele und den Körper über Haare." Martin hat wortlos genickt.
Sicher, ich bin sehr sensibel, habe eine gute Wahrnehmung, bin sehr offen, wenn es sich gut anfühlt. Ich glaube schon, dass es diese Offenheit braucht, dass in der

Tiefe etwas passieren kann – dass es diese Offenheit braucht, dass es „schnell“ gehen kann. Ich glaube aber auch, dass immer etwas passiert, wenn man so liebevoll mit einem Körperteil umgeht.
Zur Technik selbst kann ich kaum etwas sagen. Nur so viel: Die Haare werden als „lebendiges Organ“ gesehen. Und der Friseur oder eben derjenige, der mit den Haaren „arbeitet“, beginnt, sie liebevoll zu berühren – achtsam, sorgsam, ist sich seiner Gedanken und Handlungen in Bezug auf die Haare bewusst. Tiefer Respekt und Liebe.
Noch nie in meinem Leben wurden meine Haare so liebevoll berührt, mit einer solch tiefen Achtsamkeit. Sie wurden beschenkt mit so viel Gesehenwerden, Gepflegtwerden („nur“ durch Berührung), „Richtig“-Sein.
Einerseits bin ich tief berührt und sprachlos. Und gleichzeitig will ich euch allen Mut machen und euch begeistern, dies auch einmal auszuprobieren. Es ist so, so, so toll. Wenn ihr es testet, seid ganz offen! Lasst geschehen!
Anschließend war ich schnell bei einer Freundin – sie meinte, meine Haare sähen kräftiger aus und dunkler (als ob ich sie gefärbt hätte). Nee, hab ich nicht. Nur Shampoo. Sonst nix. Kein Conditioner, kein Festiger, keine Rundbürste fürs Volumen.
Einfach nur die Hände der Friseurin. Hände, die ihre

Liebe zu Haaren übertragen. Ich habe zu ihr gesagt: „Du liebst Haare, gell?“ Und wieder haben wir geweint.
Es war ein so „heiliger“ Moment. So, so heilig.
Es braucht einfach nur das SEIN, keine Schere, kein Styling, keine Schönmachprodukte. Einfach nur die Liebe zu den Haaren – und sie können sich in ihrer vollen Schönheit zeigen. Mutig für eine erfahrene Friseurmeisterin, sich darauf einzulassen – ich habe echt meinen Hut gezogen. Es braucht viel Demut dazu. Vermutlich werde ich jetzt viel öfter beim Friseur sein – und genießen, wie meine Haare verwöhnt werden. Und ich werde mich viel öfter selbst bürsten und kämmen. Weiß ich doch jetzt, weshalb es so wichtig ist.

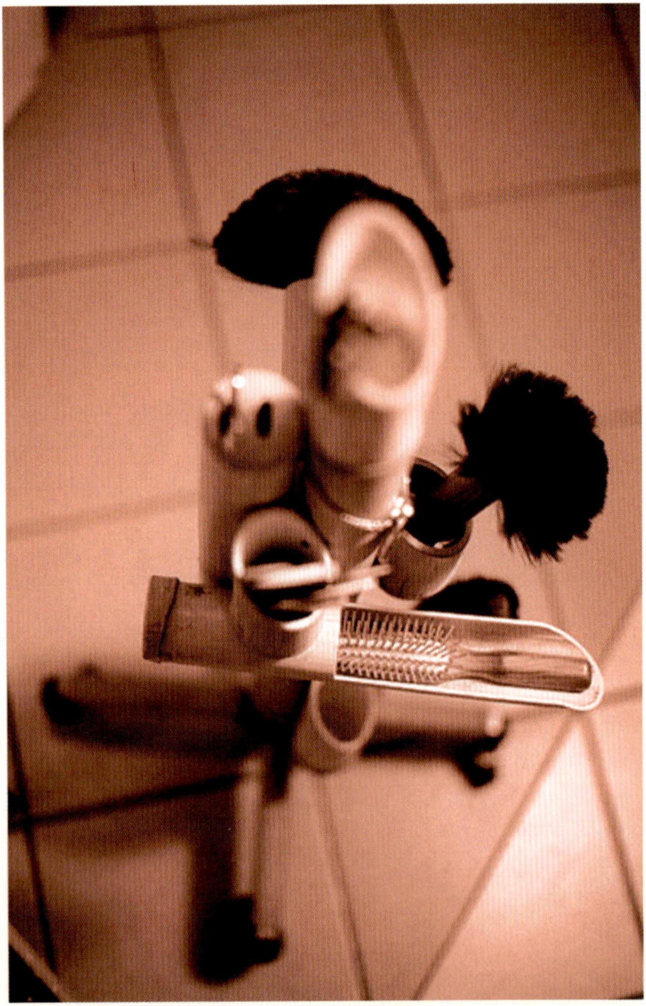

Vita – und Zusammenfassung

Mein Bezug zum Haar – oder wie ich zum Faden der Seele fand

In unserer westlichen Kultur benutzt man, das heißt, die Friseurin oder der Friseur, das menschliche Haar, um die Kundin oder den Kunden zu verschönern. Oft gelingt das auch. Die ganze Kreativität wird eingesetzt, um auf den Köpfen wunderbare Kunstwerke zu gestalten.

In den Fachkursen und den Modeschauen wird man ständig neu motiviert und inspiriert von möglichen und unmöglichen modischen Vorschlägen. Es gibt hier auch keine Grenzen, die Haare zu behandeln, denn nach unseren Fachbüchern ist ja das Haar ein Anhangsgebilde der Haut, also eine tote Materie. Dies ergibt eine einmalige Gelegenheit, die eigene Kreativität an anderen Personen auszuleben. Indem man seine eigene Frisurenvorstellung auf den Kopf zaubert, erschaffen wir

Friseurinnen und Friseure oft eine Maske für den Menschen. Mit diesem Wissen und dieser Einstellung habe ich rund 20 Jahre mit Begeisterung in diesem „Theater" mitgespielt.

Jede noch so schöne Maske wiederum hat eine eigene Aussage, also eine eigene Schwingung. Es gibt nun Menschen, die genau auf die Schwingung dieser Maske ansprechen. Nur leider ist es nicht die innere Schwingung oder Körpersprache unserer Kundin. Also sind so Missverständnisse schon vorprogrammiert. Es kommt manchmal sogar so weit, dass die Kundin aussagt: „Es sprechen mich immer die falschen Menschen an." Einige intensive Erfahrungen in der Natur lehrten mich, über das, was ich tat, nachzudenken und die eine oder andere fixierte Haltung und Anschauung in Frage zu stellen. Durch genaues Beobachten und Hinschauen fielen mir Parallelen zwischen den Vorgängen in der Natur bei Pflanzen und Tieren und dem Haar auf. Durch Bewusstwerden und konsequentes Umsetzen bei meiner Arbeit ergaben sich relativ rasch Reaktionen vonseiten der Haare und der Kunden.

Durch viele „zufällige" Begegnungen mit den verschiedensten Fachleuten aus Medizin Alternativmedizin und Naturwissenschaft konnte ich mir mit der Zeit viele Zusammenhänge erklären und mit diesem „neuen/alten" Wissen ein neues bewusstes Haareschneiden, das heißt einen bewussten Umgang mit dem Haar, entwickeln und perfektionieren.

Meine Arbeitsweise brachte mich schnell einmal in Konflikt mit meiner „alten" Arbeitswelt und meinen bisherigen Verpflichtungen als Ausbilder und Lehrabschluss- und Meisterprüfungsexperte. Um authentisch zu bleiben, musste ich mich bald entscheiden, welchen Weg ich gehen wollte. Es war mir schnell klar, dass das Neue, weil es so viel spannender und erfüllender war, mich einfach nicht mehr loslassen würde.

Weitere 20 Jahre durfte ich neue Zusammenhänge zwischen den Haaren, dem Körper und dem Geist entdecken und erforschen. Durch diese Erkenntnisse entwickelte ich eine Haarschneidemethode, mit der man die Energieebene und die psychische Ebene des menschlichen Körpers gleichzeitig positiv beeinflussen kann.

Viele kleine „Wunder" durfte ich erleben. Es gelang mir sogar, sehr kritische „konventionelle" Friseure von den Resultaten zu überzeugen. In Österreich und Deutschland durfte ich mein Wissen weitergeben und es entstanden so „Zellen", die meine Philosophie weitertragen und weiterentwickeln.

Im August 2007 wurde ich durch einen Hirnschlag aus dieser fantastischen „Berufungswelt" gerissen. Da mein linker Arm gelähmt ist, kann ich mein geliebtes Haareschneiden nicht mehr ausführen.

Mir wurde klar, dass meine Zukunft darin bestehen wird, mein Wissen und meine Erfahrung weiterzugeben und auch zu Problemlösungen in Form von Haarsprechstunden, Seminaren, Coachings und Vorträgen beizutragen.

Ich fühle mich berufen, interessierte Berufsleute in dieser Art des „bewussten Umgangs mit dem Haar“ auszubilden und anzuleiten.

Meine Vorstellung im ganzheitlichen Umgang sowie im Denken und Handeln sieht in etwa so aus: Intuitiv wissen oder spüren Menschen, welche Haarlänge ihnen entspricht, wie viel Volumen sie benötigen und wie sie ihr Haar überhaupt erleben möchten. Hier geht es jetzt nicht darum, das kreative Bild des Friseurs umzusetzen, sondern das Gefühl dieser Kundin auf ihrem Kopf zu realisieren. Dazu bedarf es, sich in die Gedanken- und Gefühlswelt dieser Kundin zu versetzen und das eigene Bild wegzulegen – dann gelingt das sehr einfach.

Wenn zugleich die Haarstruktur, die Haarwuchsrichtung und der individuelle Fall der Haare in den Haarschnitt einbezogen werden, entsteht eine spezielle Harmonie, was die ganzheitliche Ausstrahlung dieses Menschen ermöglicht. Nicht nur die Frisur ist „schön“, sondern der ganze Mensch. Menschen fühlen meist ganz intuitiv, dass ihr Haar ein Teil ihres Körpers ist.

Auf diese Art geschnittenes Haar kann die Körpersprache verstärken, und eindeutigerer machen – und somit helfen, Missverständnisse zu vermeiden. Dieser Mensch hat dann innen und außen die gleiche Aussage, die gleiche Schwingung. Das schönste Kompliment, das diesen Personen entgegengebracht werden kann, ist nicht etwa „deine Frisur ist heute schön", sondern, „was ist eigentlich mit dir, du bist so wunderbar" (Haareschneiden bedeutet eigentlich, Haare dorthin begleiten, wo sie sich wohlfühlen). Die Natur macht immer alles richtig. Befolgt man diesen Weg bei dieser Gruppe Menschen nicht und man realisiert das eigene Bild, so kann es sein, dass hier eine Körperverletzung stattfindet. Dies kann sich ausdrücken, indem sich die Kundin in ihrer „Maske" nicht wohlfühlt, zu Hause sofort wieder die Haare wäscht oder sogar das Gefühl hat, es sei ihr etwas weggenommen worden, das sie nicht bereit war, herzugeben, und dass sie dadurch in Zukunft auf den Besuch beim Friseur verzichtet.

Um die Haare bei der Körpersprache mitreden zu lassen und eine harmonische, klare, Aussage zu erreichen, ist es wichtig, auf dem Kopf nicht ein Bild, sondern ein Gefühl zu realisieren.

Ihr Martin Burri

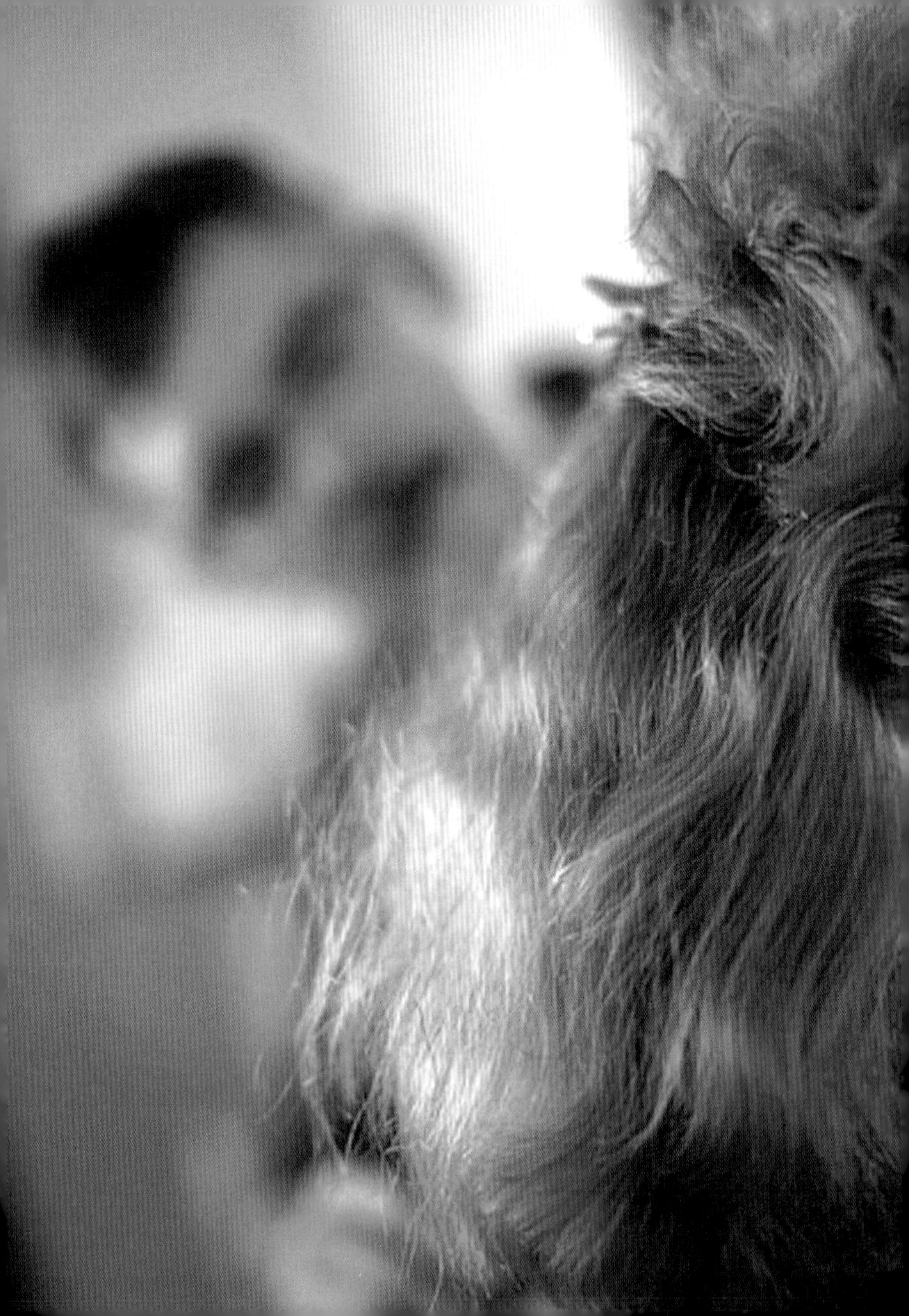

Meine Haarsitzung bei Martin Burri und Kurt Kuchler

(von Cornelia Linder)

Nun ist es so weit – Sie haben bis zum Ende des Buches gelesen und ich darf Ihnen jetzt meine persönliche Erfahrungen einer sehr speziellen und persönlichen Begegnung schildern. Zu Ihrer Information: Sie lesen hier „wörtliche Rede“, nichts wurde umformuliert.

Martin Burri (M) und Kurt Kuchler (K) sitzen mir (C) im Salon von Kurt Kuchler gegenüber, die Atmosphäre ist entspannt und Martin beginnt mit dem Haarelesen, das heißt, mit seinem Gespräch mit mir.

M: Dann wollen wir mal schauen

C: Jetzt bin ich doch ein bisschen nervös.

M: Nein, nein, wir sind ja bei dir.
Ich möchte herausfinden, wie das Gefühl auf deinem Kopf – oder um deinen Kopf – noch optimiert werden kann. Ich nehme an, es ist nicht unangenehm um deinen Kopf herum im Moment.

C: Nein, das ist es nicht.

M: Aber man könnte vielleicht noch optimieren?

C: Ja, bestimmt.

M: Um dieses Optimieren geht es, das ist für uns „Haarelesen" – das wollen wir jetzt zusammen machen.
Wir möchten lesen, was dein Haar aussagt und wie du mit deinen Haaren sprichst, was du für eine Beziehung zu deinen Haaren hast. Und diese möchten wir zusammen optimieren, noch besser gestalten. Sodass du auch die Beziehung zu dir selber verbessern kannst, wenn du das möchtest.
Ich gehe von einem Level aus, der gut ist – jetzt möchte ich das eben noch mehr optimieren.
Einverstanden? Machen wir das zusammen?

C: Gerne.

M: Lass uns so beginnen: Was fühlst du auf deinem Kopf? Im Moment.

C: Im Moment fühle ich auf meinem Kopf … an bestimmten Stellen Lebendigkeit, an anderen Stellen fühle ich nichts. In Bezug auf meine Haare habe ich das Gefühl – da vorne – in dieser Partie – da mag ich sie gerade nicht. Da gefallen sie mir nicht – das ist ein Gefühl von: Das ist mir zu eng. Deshalb habe ich sie meist hinter den Ohren – sie nehmen mir die Sicht. Im Moment habe ich das Gefühl, dass ich wieder mehr sehen möchte. Das heißt, es gab Zeiten, da wollte ich mich verstecken – jetzt will ich wieder sehen.

M: Du willst deinen Blickwinkel öffnen?

C: Ja.

M: Das ist genauso, deshalb nimmst du auch die Haare hinters Ohr, weil man da am Backenknochen einen Sinn hat, eine Wahrnehmung – da nimmst du Dinge wahr, die du mit den Augen nicht sehen kannst.

Teste das mal in einem dunklen Raum:

Dann spürst du hier auf dieser Hautfläche, wenn sich etwas im Raum befindet, ob es warm ist oder kalt oder ob es sich auf dich zubewegt oder weggeht. Das ist wie ein Radar.

Dieser Sinn ist zwar bei nicht allen Leuten gleich aktiviert, aber wenn, dann erträgt man es nicht, wenn Haare vor diesem Radar sind. Denn dann gibt es Fehlinformationen – wie beim Fernsehen, wenn er flimmert.

Wenn man sich auf etwas konzentriert, macht man automatisch diese Bewegung – das kannst du überall beobachten.

In dem Moment kommen deine Augen auch nach vorne – der Blickwinkel wird viel größer.

Das Spiel mit dem „Sich-Verstecken" und dem „Sich-wieder-Zeigen" – lass uns das zusammen machen – dass du wieder klar sichtbar bist.

Wenn du klar sichtbar bist, wirst du auch klar wahrgenommen.

Möchtest du das überhaupt?

C: Ja – unbedingt. Ich möchte klar wahrnehmen und auch klar wahrgenommen werden.

M: Das gibt dann viel weniger Missverständnisse. Missverständnisse brauchen viel Energie – die könnten wir für etwas anderes gebrauchen.

Kannst du mir noch sagen, wo du deine Haare mehr wahrnimmst? Du hast gesagt, es gibt Stellen, wo du deine Haare nicht wahrnimmst – hier vorne hast du gezeigt, da fühlst du dich im Moment nicht wohl.

C: Wo ich meine Haare wahrnehme, das ist in dem Bereich – hier.

M: Der Scheitelbasisknochen.

C: Darunter weniger – und dann nehme ich sie wahr in diesem Bereich – das ist wie in so Ringen – ein Ring, wo ich sie wahrnehme, ein Ring, wo ich sie nicht wahrnehme usw.

M: Wie ist dieses Wahrnehmen? Ist es dicht, schwer oder ist es ganz leicht?

C: … Es ist eher schwer – dicht. Es ist nicht unangenehm

– dicht würde ich es eher bezeichnen.

M: Willst du wissen, was du jetzt gerade beschrieben hast?

C: Ja.

M: Hier, dieser Bereich, dieser Ring von Ohr zu Ohr auf der Höhe des Schädelbasisknochens, das ist eigentlich das Becken. Körperlich. Auf der psychischen Ebene die Gefühle und Emotionen. Das Haar hat einen psychischen Speicherwert, das heißt, wenn unsere Seele viel Belastung auf einmal bekommt, kann sie das nicht immer verarbeiten, dann hat sie die Möglichkeit, das, was zu viel ist, ins Haar abzuspeichern. Und da es hier schwerer oder dicht ist, ist dieser Speicherort – sozusagen der Dachboden hier –, jetzt voll mit Kisten und Material, das eigentlich die Seele belastet. Und wenn wir Haare schneiden, zusammen, hast du dann die Möglichkeit, dort oben aufzuräumen. Du kannst sagen, diese Kiste oder Geschichte brauche ich nicht mehr – und dann werden wir beim Haareschneiden diese abholen, die Treppe runtertragen und an den Straßenrand stellen, einen Kleber drauftun und dann wird das mitgenommen.

Dann gibt es da mehr Luft, mehr Freiheit und Durchlässigkeit.

Da diese Zone zu stark belastet ist, fließt auch die Energie nicht bis hier runter. Die bleibt dann hier stehen. Das geht nicht hinunter bis in die Beine und Füße und dadurch kommt es auch nicht zur Erdung.

Wenn da oben so ein Stau ist, so viel ist, und du stehst nicht ganz am Boden, dann wackelt es immer ein bisschen – und das ist ja kein angenehmes Gefühl
Diese Intensität, die du da oben hast, die sieht man ja ganz klar am Glanz und wie die Haare da aus dem Kopf rauskommen: gut organisiert kommt das Haar hier raus. Das gibt dieses Gefühl von Intensität, das du gezeigt hast. Das geht weiter bis hier zum Deckhaar und versickert dann dort wie Wasser im Sand.
Das sieht man auch in den Haarspitzen – die Längen sind matter als der Ansatz – und haben nicht den gleichen Glanz. Weil sie nicht ganz belebt sind – also nur bis hierhin belebt und dann versickert die Energie irgendwo. Das ist nicht effizient für dich selber.
Wenn das jetzt ganz in Fluss käme – wirklich so vom Ansatz, vom Ursprung, von der Idee, bis vorne zu den Haaren, die du nicht so magst – das sind eigentlich deine Hände, Arme, dein Tun, Halten, Loslassen.
Wenn dir das dort nicht so passt im Moment, ist das verständlich, denn die Information vom Ursprung des Gedankens kommt nicht genau bis hierhin.
Und dann wissen die Hände und Finger nicht genau, was die Idee oder der Gedanke war – und so können sie das auch nicht umsetzen.
Wenn das die Finger dann wissen, geht es darum, dass wir den Energiefluss weiterlaufen lassen und dann der Fluss

im Becken lockerer wird und tiefer und dann kommt die Information bis hierhin – ins Umsetzen im Leben. Und wenn wir die Basis, das Fundament, dann klar und stabil machen, dass diese riesen Menge an Energie, die du hast, stabil auf dem Boden steht, dann kannst du es auch umsetzen.

Möchtest du das? Tut das gut? Wäre das ein gutes Gefühl?

C: Nickt.

M: Jetzt wissen wir, was für ein Gefühl wir anstreben möchten! Dieses Gefühlsbild wollen wir auf dem Kopf kreieren. Diese Durchlässigkeit und Leichtigkeit zusammen mit dieser Masse von Energie – dass die ohne Reibung in Fluss kommt. Von der Fuß- bis zur Haarspitze – sodass alles in einem Guss ist. Und eine Einheit bildet. Sodass es ein Selbstläufer wird.

Ich würde mir jetzt gerne noch einmal die Haare anschauen – bis hierhin ist es klar und dann wird es irgendwie so ausgefranst, so fisselig. Jedes Haar geht in eine eigene Richtung – es geht nicht miteinander. Das ist ineffizient. Überall ein bisschen aber nicht gebündelt.

Darf ich das Haar mal berühren?

C: Nickt und Martin berührt ganz sanft die Haare.

M: Ist das angenehm, wenn ich dir hier mehr Luft und Raum mache?

C: Nickt.

M: Was ich jetzt mache, ist nichts anderes, als im Körper quasi das Becken zu erleichtern – in dem Moment fließt Energie.

Das brauche ich oft, um den Prozess einzuleiten – dass die Kundin spürt, was durchgeht. Damit sie beim Haareschneiden nicht überrascht wird, was passiert – so hat sie es vorher schon erlebt. Wenn etwas schon mal erlebt ist, ist es nicht mehr so fremd. Und die Leute erschrecken dann nicht so. Denn beim Friseur kennt man das ja nicht.

Und wenn ich jetzt unter die Oberfläche schaue – darf ich das bei dir? Unter die Oberfläche schauen? – Dann sehe ich absolute Sattheit. Das Haar ist gepflegt, gesund.

Innen ist es absolut satt – außen ist es verhungert, ausgelaugt, ausgesaugt.

Wenn wir das, was darunter ist, als Führung nehmen und an die Oberfläche bringen, dann ist das Haar total geerdet. Es glänzt außen und die Haarspitzen glänzen.

Wenn ich von Haaren spreche – die Haare darunter und das Deckhaar – dann spreche ich vom Menschen – von innen und außen.

K: Es hat sich jetzt schon verändert.

M: Ja, weil wir uns alle drei darauf konzentrieren und Cornelia ging auch mit ihrem Gefühl dorthin. Und wenn wir Energie bündeln, dann verändert sich was. Uri Geller verbiegt Löffel mit diesem System.

Schau jetzt da auf der Seite …, fühle es!
Den Spiegel brauchen wir dazu nicht!
Fühlst du, wie kräftig die sind? Das bist du. Sie brauchen die Orientierung. Und dann wird es viel effizienter.
Schenkst du sie dir?
Wenn du denen Nahrung gibst, den Boden gibst …
Schau, wie sich das verwandelt – es braucht einfach nur Berührung – und schon geschieht Veränderung.
Ist das eigentlich angenehm für dich? Was passiert bei dir? Was spürst du?

C: Es ist eine tiefe Art der Entspannung – die Atmung wird tiefer …

M: Wie weit spürst du die Atmung? Wie fühlt sich das Becken jetzt an?

C: Belebt.

M: Bist du interessiert an dem? In ein paar Jahren brauchen wir die Scheren nicht mehr – dann können wir mit Gedanken und Konzentration Haare verändern.

Jetzt beginnt Kurt Kuchler mit seiner Arbeit, dem Schneiden der Haare.

K: Dem Haar mehr Länge geben durch Schneiden.

M: Das Haar trocken nehmen.
Das Haar ist ähnlich wie dieses Stromkabel, es funktioniert genau gleich – gleichzeitig ist es aber auch eine

Antenne, wie beim Radio – es sendet und empfängt.

K: Es geht für mich ein architektonischer Raum auf, und den kann ich formen. Martin spricht von der Energie, die das Haar braucht.

M: Ich kreiere auch einen Raum und zeige ihn ihr, damit sich das, was sich darunter versteckt, bewegen und entwickeln kann. Ob sie den Raum benutzt, ist dann ihre Sache.

Stille

M: Das, was wir jetzt machen, braucht absolutes Vertrauen. Wir werden eins beim Haarschneiden und dann ist wieder jeder seines. Dafür brauchen wir diese Situation – achtsam und aufmerksam.
Und wie geht es dir jetzt?

C: Ich genieße das, was gerade passiert.

M: Wie fühlst du jetzt deinen Körper?

C: Diese Ruhe, die jetzt gerade ist. Dieser stille Moment.

M: Es werden nicht 100 Sprachen gesprochen, sondern nur noch eine. Das versteht jeder.
Lass uns das noch ein Weilchen zusammen genießen.

Stille

M: Wie ist das Gefühl jetzt da? Fühlst du dich rundum wohl? Wie fühlst du den Energiefluss? Wie fühlt sich dein Körper jetzt auf dem Stuhl an?

C: Sehr, sehr gut. Genährt und kraftvoll.

M: Es fühlt sich gut an – DU fühlst dich gut an.
Und es sieht auch noch gut aus – aber das zeigen wir dir noch nicht.
Wenn du jetzt vergleichst – wie fühlt sich das Haar jetzt für dich an?
Jetzt probier mal, deine Haare mit deinen Händen wahrzunehmen.

C: Achtsame Sanftheit – ich fühle sie viel weicher als vorhin und viel mehr als Einheit – es macht großen Spaß dort hineinzufassen – es ist schön, sie zu berühren. Es ist schön, mich zu berühren.

M: Gefällt dir das?

C: Ja.

M: Wenn du diese Schwingung jetzt nach außen gibst, dann kommen dir die Menschen auch so entgegen. Sie werden dich auch so berühren – sie können gar nicht anders, weil sie auf dieses klare Signal reagieren müssen. Klar und unmissverständlich.

Jetzt kommt der Spiegel hinzu, der die ganze Zeit verdeckt war.

M: Komm. Steh auf. Schau dich an.
Und jetzt schwing mal die Haare.
Diesen Moment müsste man mit Gegenlicht fotografieren – da sieht man diese Fülle – es ist viel weiter, als das Haar lang ist.
Es wird sich die nächsten 24 Stunden immer noch verändern.

K: Du siehst ganz verändert aus. Es ist so schön, Entwicklung zu erfahren.

M: Es hat jeder gleich viel genommen wie gegeben – das ist das Kunststück. So wird keiner müde. In diesem Zustand können wir die Welt verändern.

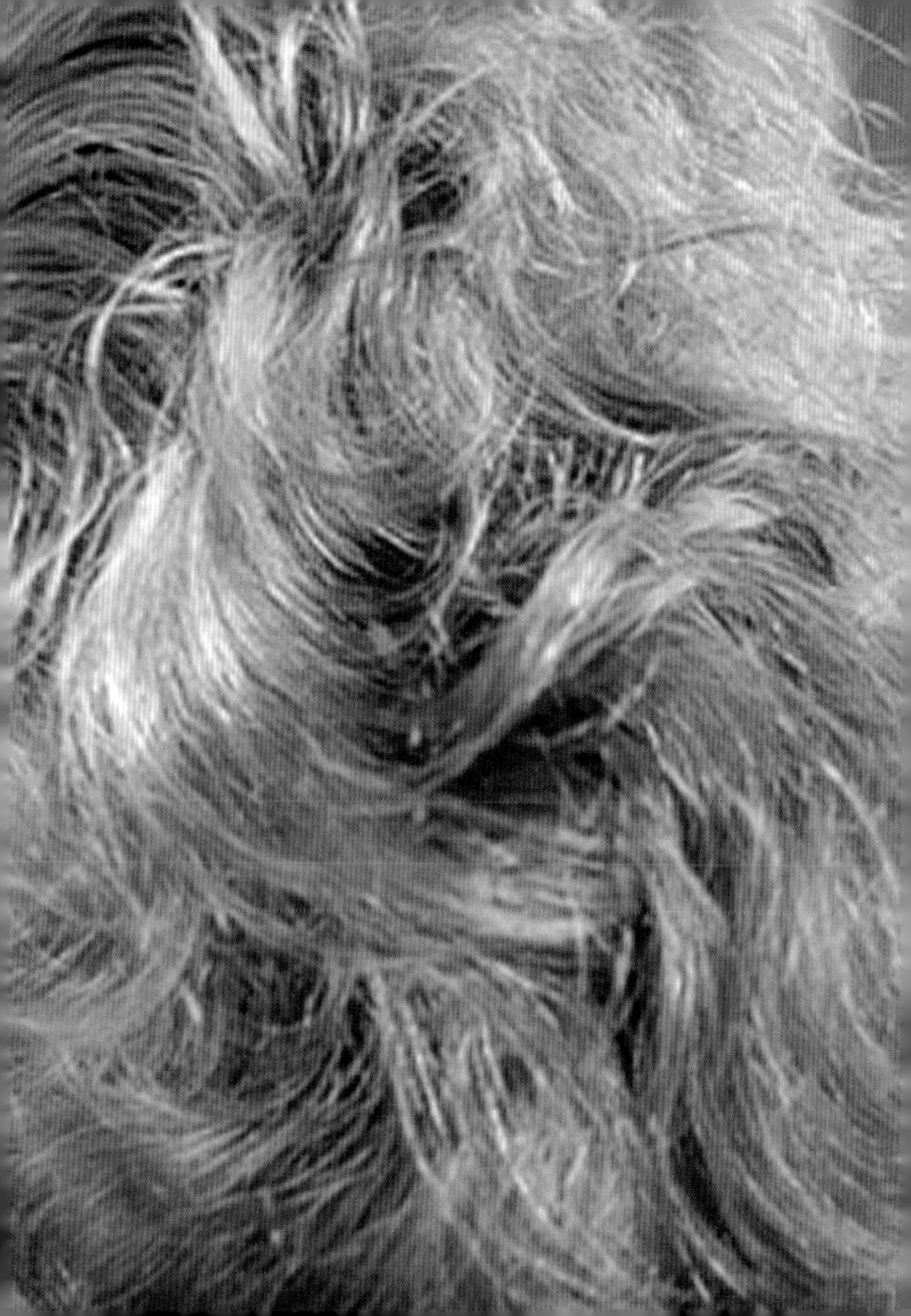

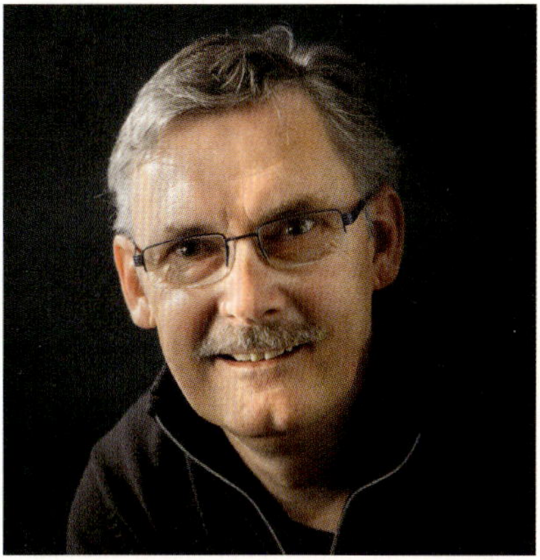

Martin Burri

ist Haartherapeut, Ausbilder und Referent. Er lebt mit seiner Familie in der Schweiz.

Im August 2007 wurde er durch einen Hirnschlag aus seiner fantastischen „Berufungswelt“ als Friseur gerissen. Da sein linker Arm gelähmt ist, kann er sein geliebtes Haareschneiden nicht mehr ausführen. Ihm wurde klar, dass seine Zukunft darin besteht, sein Wissen und seine Erfahrung weiterzugeben. Dies tut er in Form von Haarsprechstunden, Seminaren und Vorträgen. Er arbeitet in der Schweiz und im Ausland. Mehr zu seinem Angebot finden Sie auf der nächsten Seite.

Angebot

Das aktuelle Angebot von Martin Burri, insbesondere seine Vorträge, Seminare, Ausbildungen und Haarsprechstunden finden Sie auf seiner Website

www.triamon.ch

Dieses Angebot richtet sich sowohl an Fachleute als auch interessierte Laien.
Seine Haarsprechstunden werden in erster Linie von Menschen in Anspruch genommen, die mit Haarausfall konfrontiert sind, zum Beispiel während oder nach einer Chemotherapie. In seinen Praxisräumen arbeitet er oft zusammen mit seiner Frau Monika.
Martin Burri ist ein beliebter Vortragsredner und Seminarleiter und präsentiert seine Arbeit im In- und Ausland.
Sollten Sie keine Gelegenheit haben, ihn persönlich zu erleben, finden Sie Adressen seiner Partner und von Friseuren, die nach seiner Ausrichtung arbeiten, ebenfalls auf seiner Website.

Martin Burri liebt Haare –
und die Menschen, die dazu gehören.
Das spürt man!

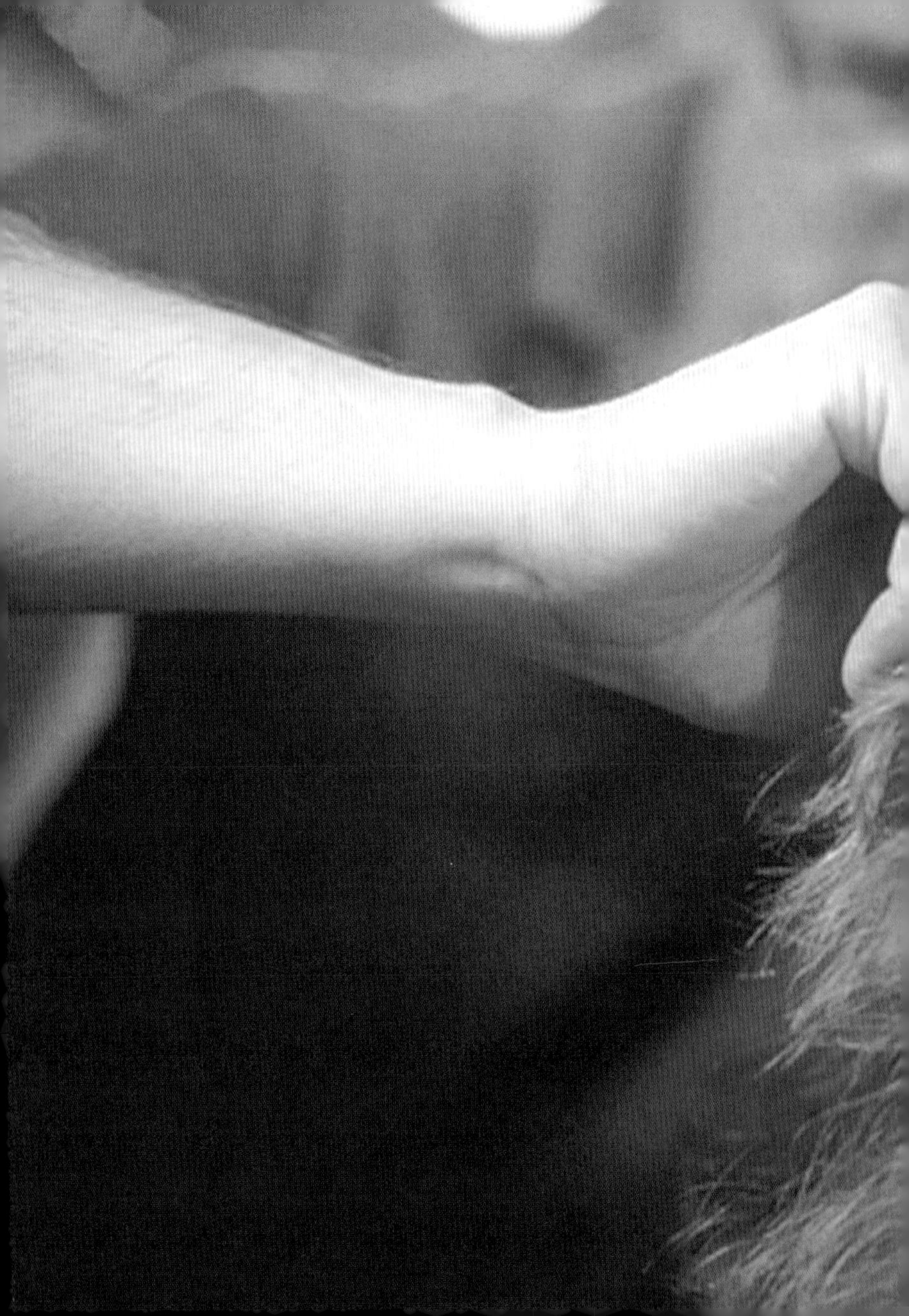

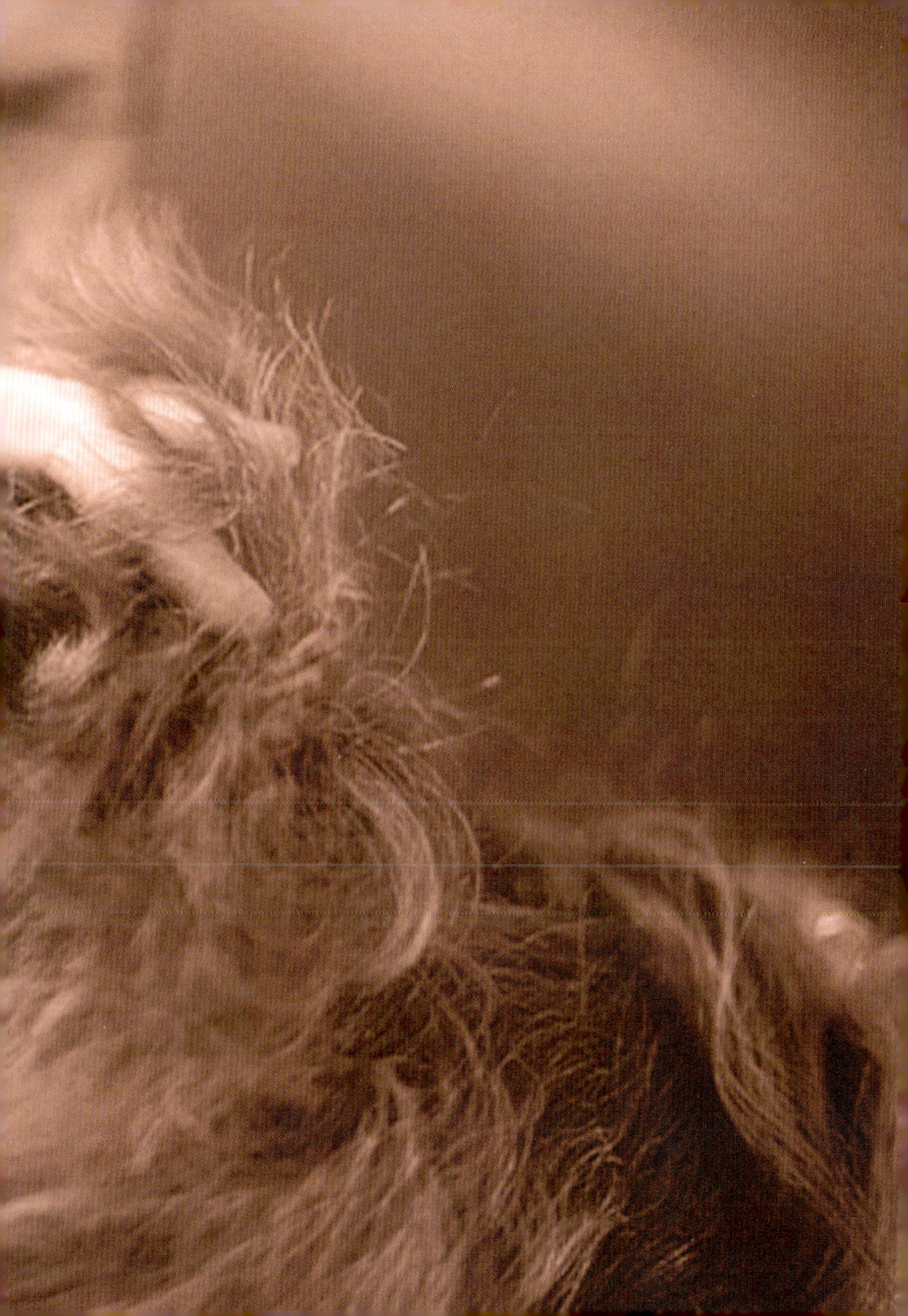

Buchempfehlungen aus dem Sheema Medien Verlag

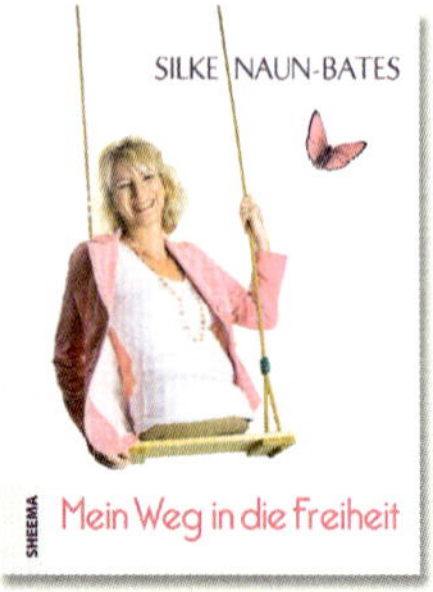

Silke Naun-Bates

Mein Weg in die Freiheit

Als Silke ihren kleinen Hund vor dem Überfahrenwerden retten wollte rutschte sie aus und blieb mit aufgeschlagenen Knien auf den Bahnglei sen liegen … Sie ist acht Jahre alt. Wochen später erwacht sie in eine Klinik und weiß, dass ihrem Körper wesentliche Teile fehlen: Beide Bei ne wurden nach dem Unfall amputiert. Allen Beteiligten war klar: Silk gehört ab jetzt in die Schublade „körperbehindertes Neutrum" - stets au Hilfe und Unterstützung anderer Menschen angewiesen. Heute blickt Sil ke Naun-Bates dankbar zurück auf die Begrenztheit der damaligen Über zeugungen, denn diese verführten sie dazu, das Gegenteil zu beweisen.

In der vorliegenden autobiografischen Erzählung erfahren wir, wie sie z dieser strahlenden Frau heranreifte, die sie heute ist: berufstätige Mutte Frau, Geliebte, glücklich und frei.

200 Seiten, Hardcover, ISBN 978-3-931560-45-4

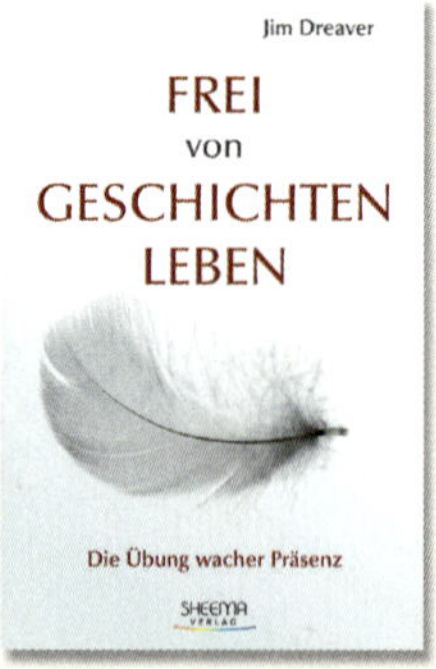

Jim Dreaver

Frei von Geschichten leben - Die Übung wacher Präsenz

Es braucht drei Schritte, um unserem Leben eine neue Richtung zu ge ben: 1. Sei präsent mit deinen Erfahrungen. 2. Nimm deine persönlich Geschichte dazu wahr. Und 3. Erkenne die Wahrheit.

Einfach und präzise beschreibt Jim Dreaver anhand seiner eigenen Le bensgeschichte, die u.a. geprägt ist von mehreren Schlaganfällen, wie e uns gelingen kann, ganz in der Gegenwart anzukommen und auch di schwierigsten Herausforderungen mit neuen Augen zu sehen.

Der weltberühmte Musiker Carlos Santana hat das Buch gelesen un empfiehlt es!

240 Seiten, Paperback, ISBN 978-3-931560-43-0

Buchempfehlungen aus dem Sheema Medien Verlag

Martina Kersing

CPM ist nicht mehr Curry-Pommes-Mayo

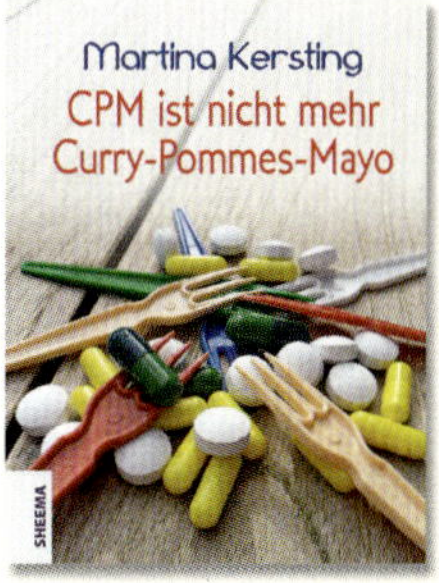

Wie kann man aus einer Krise gestärkt hervorgehen? Wie bewahrt man den Blick auf das Positive, wenn das eigene Kind an Krebs erkrankt? Antworten erhalten Sie in diesem mitreißenden Bericht über eine Leukämieerkrankung. Im Vordergrund steht dabei nicht die Behandlung des 15-jährigen Sohnes. Vielmehr versteht es die Autorin, uns einfühlsam als direkte Beobachter mit in die unterschiedlichsten, sehr berührenden Situationen aller Familienmitglieder zu nehmen. Durch die schlichte, unverblümte und auch unterhaltsame Schreibweise wird man förmlich ins Geschehen gesogen. Bereichert durch eine erstaunlich lebensbejahende Sicht auf scheinbar unerträgliche Belastungen werden Sie noch lange Zeit darüber sinnieren, wie schön das Leben sein kann, wenn man sich dafür entscheidet ...
Mit acht tiefgehenden Übungen, um ein glückliches Leben zu führen.
168 Seiten, Hardcover, ISBN 978-3-931560-46-1

Katrin Langholf

Von der Schönheit, Frau zu sein

Heilung & Entfaltung der Weiblichkeit

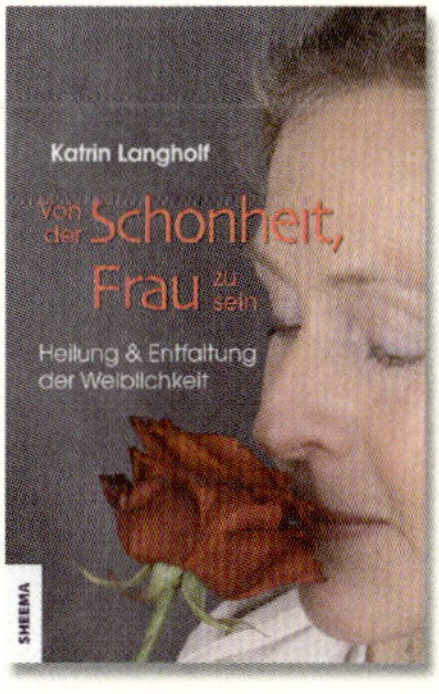

Katrin Langholf nimmt Sie mit auf eine Reise in die individuelle und kollektive Geschichte der Weiblichkeit. Sie sind eingeladen, sich auf einen inneren Prozess einzulassen, um mehr über das Frau-Sein zu erfahren und sich auf einer tieferen Ebene selbst zu begegnen.
Das Buch enthält viele praktische Anregungen und Übungen, mit denen Sie herausfinden, welche Einflüsse uns von den Wurzeln der weiblichen Energie über lange Zeit getrennt haben und wie wir zu ihnen zurückfinden. „Eine eigenwillige Initiation ins Frau-Sein."
200 Seiten, Paperback, ISBN 978-3-931560-15-7

Besuchen Sie unsere Homepage,
dort finden Sie weitere Bücher und CDs.
Wir freuen uns auf Sie!

www.sheema-verlag.de

KONTAKT

Sheema Medien Verlag

Fachverlag für Releasing und bewusstes Leben

Bücher. Aus Liebe.

Hirnsbergerstr. 52

D - 83093 Antwort

Tel.: 08053 - 7992952

Fax: 08053 - 7992953

E-Mail: info@sheema.de

http://www.sheema-verlag.de

SHEEMA

MÖGEN ALLE WESEN GLÜCKLICH SEIN